节气艾灸

祛寒湿

吴中朝　主编

U0388110

全国百佳图书出版单位

化学工业出版社

·北京·

图书在版编目（CIP）数据

节气艾灸祛寒湿 / 吴中朝主编 . — 北京: 化学工业出版社，2022.1（2024.6重印）

ISBN 978-7-122-40230-1

Ⅰ.①节… Ⅱ.①吴… Ⅲ.①二十四节气-关系－养生(中医)②艾灸 Ⅳ.① R212 ② R245.81

中国版本图书馆CIP数据核字（2021）第227047号

责任编辑：王新辉　赵玉欣　　　　　　　　装帧设计：关　飞
责任校对：王　静

出版发行：化学工业出版社（北京市东城区青年湖南街 13 号　邮政编码 100011）
印　　装：大厂聚鑫印刷有限责任公司
710mm×1000mm 1/16　印张 13¼　字数 177 千字　2024 年 6 月北京第 1 版第 3 次印刷

购书咨询：010-64518888
售后服务：010-64518899
网　　址：http://www.cip.com.cn
凡购买本书，如有缺损质量问题，本社销售中心负责调换。

定价：59.80 元　　　　　　　　　　　　　　版权所有　违者必究

中医养生历来注重天人合一，什么是"天"呢？"天"简单来说指的就是自然。自然和人为是一对矛盾统一体，人之所为合乎自然规律，就叫天人合一。

在养生方面，最大的天人合一，莫过于使身体与四时节气相应。《黄帝内经》也明确指出了四季变化与人体的关系，主要表现在四个方面：①四季变化影响人体的精神活动；②四季变化影响人体的气血活动；③四季变化与人体的五脏活动密切相关；④四季变化与人体水液代谢密切相关。精神活动、气血活动、五脏活动、水液代谢这些正是维持人体生命活动的基础。可以说，顺应季节调整身体，就是让机体各系统以良好的状态发挥应有的功能，从而整体呈现出一种平衡。这就是健康身体应有的状态。

大自然最明显的变化就是四季更替，每一季之中，气候还有许多细微的变化，古人通过长期大量观察，将一年划分为二十四节气。这种划分不单单是基于自然气候的变化，背后还蕴藏着宇宙星体的空间位置以及宇宙能量的变化。特别是在节气前后，这种波动尤大，相应地也会对人体产生影响。顺应天时养生，就是要抓住这种变化，通过各方面的调整，使身体得以顺应节气特点。

调整身体，我们固然可以通过增减衣物、调节饮食、改变运动、调摄精神进行，更重要的是，还要促进体内经络气血的循行以使五脏得养，而艾灸就是直接有效的方式之一。在节气转换之时，施行艾灸，不但可以直接对疾病起到良好的治疗效果，还可以提高机体的抗病能力，使身体更适应外界环境及气候的变化，实现"正气存内，邪不可干"。

本书结合节气与身体健康之间的关系，遵循天人合一的理念，将艾灸疗法创造性地与二十四节气相结合，通过细述每个节气的气候特点、身体变化，将每个节气最常出现的健康问题一一指出，分析其发病原理，并给出了艾灸治疗保健的方法。确保艾灸效果，首要的是找准穴位和用对灸法，为此，我们在取穴和灸法上做了非常细致的图片呈现，并辅以文字解说，即便您是零基础也能很快上手。

在每个节气中，除了艾灸疗法，我们也提供了饮食、运动、日常起居以及精神调养方面的指导，配合艾灸，能够更好地为健康护航。此外，本书的后半部分，还提供了常见疾病的艾灸疗法，以及日常艾灸保健指导。

希望我们的努力能帮助您拥有持久的健康状态！

中国中医科学院博士生导师
东直门针灸医院主任医师
全国名老中医吴中朝工作室指导老师

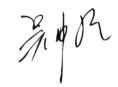

目录 Contents

第三章

春季艾灸，为一年健康打基础

第四章

夏季艾灸，冬病夏治正当时

第五章
秋季艾灸，润燥养肺不咳嗽

第六章
冬季艾灸，固好阳气强身体

第七章
驱寒除湿艾灸方

第八章
常见病艾灸方

第一章

节气蕴含养生

大智慧

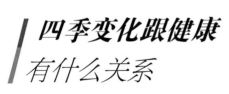

四季变化跟健康
有什么关系

　　作为自然界的一分子，人是不能脱离天地气息而存在的。人体的五脏六腑、四肢九窍、皮肉骨筋等组织的机能活动无不受自然变化的影响。"天食人以五气，地食人以五味。"人体要依靠天地之气提供的物质条件而生存，同时还要适应四时阴阳的变化规律，才能发育成长。

　　明代医学家张景岳说："春应肝而养生，夏应心而养长，长夏应脾而养化，秋应肺而养收，冬应肾而养藏。"人体五脏的生理活动必须适应四时阴阳的变化，才能与外界环境保持协调平衡。

　　四季变化与人体的关系，主要表现在以下四个方面：

1. 四季变化影响人体的精神活动

　　《黄帝内经·素问·四气调神大论》就专门讨论了四时气候变化对人体精神活动的影响，清·高士宗指出："四气调神者，随春夏秋冬四时之气，调肝、心、脾、肺、肾五脏之神志也。"这里的"四气"，即春、夏、秋、冬四时气候；"神"，指人们的精神意志。四时气候变化，是外在环境的一个主要方面；精神活动，则是人体内在脏气活动的主宰。

内在脏气与外在环境间统一协调，才能维持身体健康。

2. 四季变化影响人体的气血活动

外界气候变化对人体气血的影响也是显著的，如《黄帝内经·素问·八正神明论》里说："天温日明，则人血淖液而卫气浮，故血易泻，气易行；天寒日阴，则人血凝泣而卫气沉。"意思是说，人体在天热时气血畅通易行，天寒时则气血凝滞沉涩。同时，人体在四时的脉象也不尽相同：春脉浮而滑利，好像鱼儿游在水波之中；夏脉则在皮肤之上，脉象盛满如同万物茂盛繁荣；秋脉则在皮肤之下，好像蛰虫将要伏藏的样子；冬脉则沉伏在骨，犹如蛰虫藏伏得很固密，又如冬季人们避寒深居室内。这种四时脉象的变化与四时气血的变化是相一致的。

如果气候的变化超出了人体的适应范围，则会导致气血运行发生障碍。"经脉流行不止，环周不休。寒气入经而稽迟，泣而不行，客于脉外则血少，客于脉中则气不通，故卒然而痛。"泣而不行，就是寒邪侵袭于脉外，使血脉流行不畅；若寒邪侵入脉中，则血病影响及气，脉气不能畅通，就会突然发生疼痛。

3. 四季变化与人体的五脏活动密切相关

《黄帝内经·素问·金匮真言论》里明确提出"五脏应四时，各有收受"，即五脏和自然界四时阴阳相应，各有影响，并逐一作了阐述。

从现代生理学来看，四时气候对五脏的影响也是非常明显的。比如，夏季是人体新陈代谢最为活跃的时期，人在室外活动较多，活动量也相对增大，再加上夏天昼长夜短，天气炎热，故睡眠时间也较其他季节少一些。这样，就使得体内的能量消耗很多，血液循环加快，出汗也多。

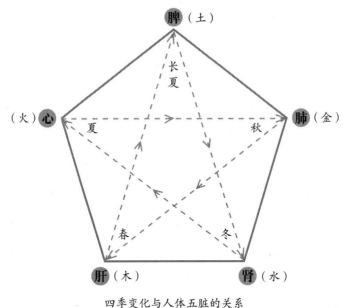

四季变化与人体五脏的关系

因此，在夏季，心脏的负担特别重，如果不注意加强对心脏功能的保健，很容易使其受到损害。这与中医"心主夏"的观点是一致的。

4. 四季变化与人体水液代谢密切相关

《黄帝内经·灵枢·五癃津液别篇》里说："天暑衣厚，则腠理开，故汗出……天寒则腠理闭，气湿不行，水下留于膀胱，则为溺与气。"意思是说，在春夏之季，气血容易趋向于表，表现为皮肤松弛、疏泄多汗等；而秋冬阳气收藏，气血容易趋向于里，表现为皮肤致密、少汗多溺（小便）等，以维持和调节人体与外界自然的平衡。这与人体生理学的特征也是一致的。

节气艾灸
到底好在哪里

由于节气前后气候变化比较大，一个人如果有旧患宿疾，其适应能力和机体抵抗力就弱，往往会在这个时候发病或病情加重。据医学统计，心脏病、中风、哮喘等疾病多发于节气前后和半夜。因为外界气候条件的变化超过了患者身体的应变能力，这也是很多疾病发病的一个主要原因。《黄帝内经》所讲的"邪之所凑，其气必虚"就是这个道理。

相应地，如果我们能够顺应节气变化，运用一些特殊的方法对身体进行干预，对于健康将起到事半功倍的作用。节气灸就是在中医理论指导下对身体进行有效干预的手段。通过进行节气灸，不但可以起到最佳的治疗效果，还可以提高机体免疫力、抗病力。这样，当外界环境及气候等因素发生变化时，人就不容易生病，正所谓"正气存内，邪不可干"。

节气灸的应用范围很广，既可以用于各种疾病的治疗，尤其是慢性病的治疗，还是一种自然而高效的保健方法。节气灸对于以下疾病的预防与辅助治疗效果良好。

◎ 内科疾病

中风；高血压，冠心病；哮喘；胃痛，胃胀，腹泻，呃逆；糖尿病，肥胖病，胆固醇高，甲状腺功能亢进症（甲亢）；阳痿；慢性肾炎。

◎ **外科疾病**

颈椎病，急、慢性腰扭伤；各种关节炎；荨麻疹。

◎ **妇科病症**

痛经；子宫肌瘤，卵巢囊肿；不孕。

◎ **儿科病症**

小儿厌食症；小儿遗尿症；小儿发育迟缓。

◎ **五官科病症**

过敏性鼻炎（鼻敏感）。

第二章

艾灸的

方法与技巧

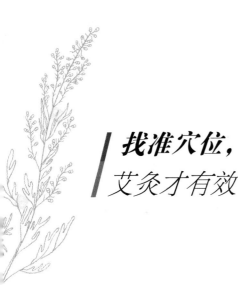

找准穴位，
艾灸才有效

　　艾灸是借助艾草灼烧的热力，给人体以温热性的刺激，通过经络腧穴的作用，以达到防病和治病的目的。所以，艾灸要想达到理想的效果，首先是要找准经络腧穴，特别是一些特定的有效穴位。常用的取穴方法有两种：同身寸取穴法和体表标志取穴法。

同身寸取穴法

　　同身寸取穴法是指以患者本人体表的某些部位划定分寸，作为量取穴位的长度单位。主要有骨度和指寸法两种，临床多用指寸法，如中指同身寸、拇指同身寸、横指同身寸等。

中指同身寸法

　　以患者中指中节屈曲时，内侧两端纹头之间的距离作为 1 寸，多用于四肢部取穴的直寸和背部取穴的横寸。

拇指同身寸法

　　以患者拇指指关节的横度作为 1 寸，适用于四肢部的直寸取穴。

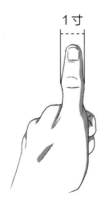
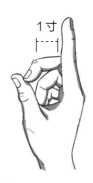

1 寸

1 寸

横指同身寸法

横指同身寸法又名"一夫法"，是将患者食指、中指、无名指和小指四指伸直并拢，以中指中节横纹为准，以四指宽度作为3寸。

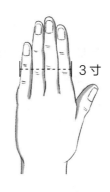

3寸

体表标志取穴法

即根据人体体表标志而定取穴位的方法。人体体表标志可分为固定标志和活动标志两种。

固定标志法

固定标志是指毛发、五官、手指、足趾、肌肉隆起等不受人体活动影响而固定不移的标志。如：印堂穴位于双眉头连线的中点；膻中穴位于左右乳头连线的中点处；天枢穴在肚脐旁开2寸；大椎穴在低头时最高的颈椎棘突（第7颈椎棘突）下。

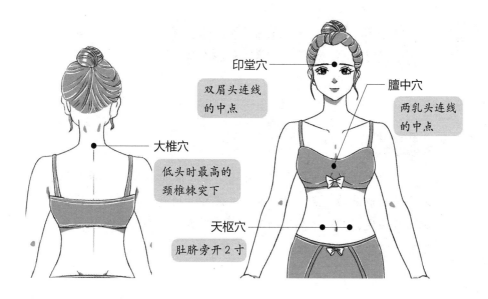

印堂穴
双眉头连线的中点

膻中穴
两乳头连线的中点

大椎穴
低头时最高的颈椎棘突下

天枢穴
肚脐旁开2寸

活动标志法

　　活动标志是指关节、皮肤、肌肉在活动时出现的孔隙、凹陷、皱纹等，有时还包括肢体的动作。如张口时耳屏前凹陷处为听宫穴，两手臂自然下垂时股外侧中指尖达到处是风市穴。

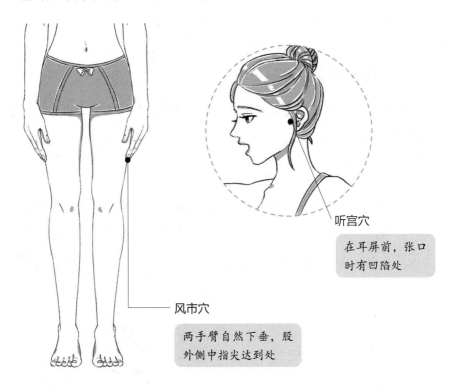

听宫穴

在耳屏前，张口时有凹陷处

风市穴

两手臂自然下垂，股外侧中指尖达到处

> ● 阿是穴
>
> 　　临床上还有一种取穴方法是以痛为腧，即"有痛便是穴"。方法是找最痛的一点，这最痛的一点即为阿是穴。这类穴位一般都随病而定，多位于病变的附近，也可在与其距离较远的部位，没有固定的位置和名称。

节气艾灸祛寒湿

骨度分寸取穴法

《灵枢·骨度》将人体的各个部位分别规定其折算长度，作为量取腧穴的标准。

分部	部位起点	常用骨度	度量法	说明
头部	前发际至后发际	12寸	直寸	如前后发际不明，由眉心量至大椎穴作18寸。眉心至前发际3寸，大椎至后发际3寸
胸腹部	两乳头之间	8寸	横寸	胸部与胁肋部取穴直寸，一般根据肋骨计算，每一肋两穴间作1寸6分
胸腹部	胸剑联合至脐中	8寸	直寸	
胸腹部	脐中至耻骨联合上缘	5寸		
背腰部	大椎以下至尾骶	21椎	直寸	背部直寸根据脊椎定穴，肩胛骨下角相当于第7胸椎，髂嵴相当于第16椎（第4腰椎棘突）。背部横寸以两肩胛内缘作6寸
上肢部	腋前纹头至肘横纹	9寸	直寸	用于手三阴、手三阳经的骨度分寸
上肢部	肘横纹至腕横纹	12寸		
下肢部	耻骨联合上缘至股骨内上髁上缘	18寸	直寸	用于足三阴经的骨度分寸
下肢部	胫骨内侧髁下缘至内踝尖	13寸		
下肢部	股骨大转子至膝中	19寸		用于足三阳经的骨度分寸；"膝中"前面相当于犊鼻，后面相当于委中；臀横纹至膝中，作14寸折量
下肢部	膝中至外踝尖	16寸		

骨度分寸取穴法

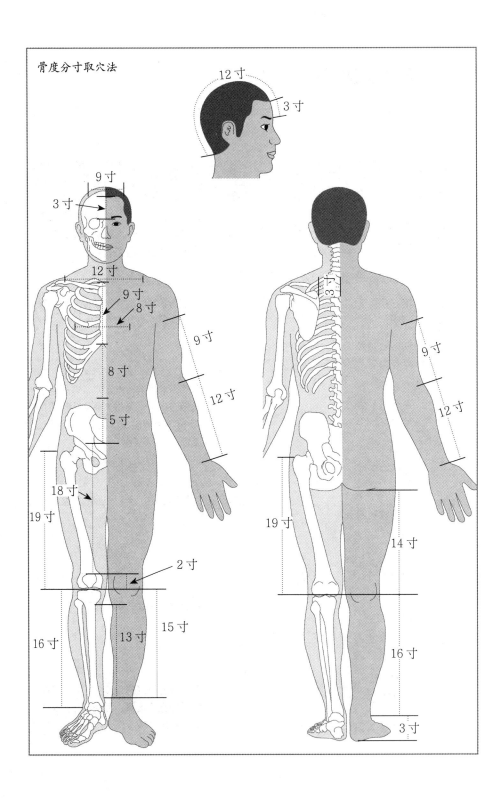

灸法不同，
功效也不同

艾灸法分艾条灸和艾炷灸。艾条灸有温和灸、回旋灸、雀啄灸等不同种类，艾炷灸则有肤灸（直接灸）、隔物灸（间接灸）之分。不同的灸法，其治疗作用各有特点。

艾条灸：刺激温和，最常用

艾条灸就是将点燃的艾条悬于穴位或病变部位之上进行熏熨。艾火距皮肤一定的距离，施灸的时间一般为 15 分钟左右，以灸至皮肤温热出红晕，又不至于灼伤皮肤为度。艾条灸根据其具体操作方法的不同，可分为三种。

温和灸

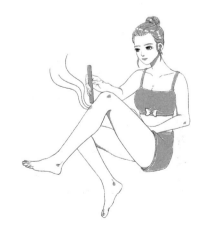

◎**方法**：将艾条点燃，在距穴位或患病处上方 2~3 厘米处进行熏烤，使所灸部位有温热感，又不至于灼痛。

一般每穴应灸 15 分钟左右，至皮肤稍有红晕即可。

◎**适用病症**：适合大多数病症。

回旋灸

◎**方法**：将艾条点燃的一端与施灸部位保持一定的距离（距皮肤 1 ~ 3 厘米），均匀地向左右方向移动，或反复旋转进行，以局部出现深色红晕为宜。

◎**适用病症**：回旋灸能够带来大范围的温热刺激，因此比较适用于五官科、妇科疾病及风湿、神经麻痹等病症。

雀啄灸

◎**方法**：艾条点燃的一端与施灸部位皮肤之间距离不固定，而是像鸟雀啄食一样，一上一下地移动，使被灸部位获得较强的温热感。

◎**适用病症**：雀啄灸的热感强于温和灸与回旋灸，具有温阳起陷作用，多用于灸治急性病、昏厥等需较强火力施灸的疾病以及比较顽固的病症。

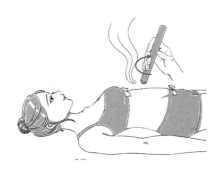

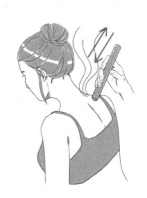

温／馨／提／示

艾灸过程中要时刻注意艾条的燃烧情况，适时弹掉艾灰，防止艾灰落下烫伤皮肤。

雀啄灸时要控制好艾条与皮肤的距离，通常不要小于 1 厘米，也不要大于 3 厘米；控制好上下移动的节奏，近距离停留 1 秒钟，或以能忍受为度，远距离停留约 2 秒钟。

第三章

春季艾灸，为一年健康打基础

立春灸，
促阳气一年好身体

立 春

[宋] 白玉蟾

东风吹散梅梢雪，一夜挽回天下春。

从此阳春应有脚，百花富贵草精神。

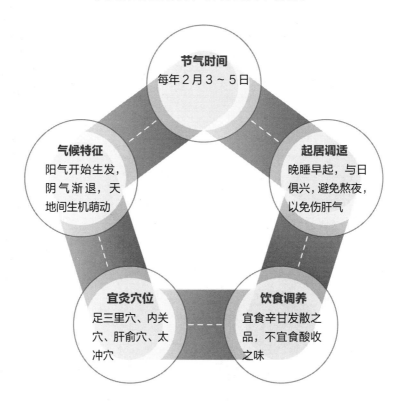

节气时间
每年2月3～5日

气候特征
阳气开始生发，阴气渐退，天地间生机萌动

起居调适
晚睡早起，与日俱兴，避免熬夜，以免伤肝气

宜灸穴位
足三里穴、内关穴、肝俞穴、太冲穴

饮食调养
宜食辛甘发散之品，不宜食酸收之味

立春的由来

每年2月3~5日太阳到达黄经315°时即为立春。《群芳谱》中说："立，始建也。春气始而建立也。"《历书》云："斗指东北，维为立春，时春气始至，四时之卒始，故曰立春。"立春的"立"是"开始"的意思。

我国传统认为立春为春季的开始。到了立春，人们会明显地感觉到白天长了，气温、日照、降雨都开始趋于上升或增多。

立春，有的地方也称"打春""咬春"，因为传统有庆贺祭典等民俗活动，如"打牛"和吃春饼、春盘、咬萝卜等。"咬春"的习俗可追溯到唐代，唐·《四时宝镜》里面记载："立春，食芦、春饼、生菜，号菜盘。"春饼又叫荷叶饼，是一种烫面薄饼——用两小块烫面，中间抹油拼成薄饼，烙熟后可揭成两张，用来卷菜吃。我们今天立春吃春卷其实是与古人吃春饼一脉相承的。

立春的气候变化

立春期间，气温、日照、降雨开始趋于上升、增多。虽然在我国很多地区还不能够明显感受到春天的气息，但天地阴阳之气却已在此时悄然逆转，阳气开始生发，阴气渐退，天地间生机萌动。

立春是一个时间点，也是一个时间段。传统上将立春的十五天分为三候："一候东风解冻，二候蛰虫始振，三候鱼陟负冰"，说的是东风送暖，大地开始解冻。立春五日后，蛰居洞中的虫类慢慢苏醒，再过五日，河冰开始溶化，鱼开始到水面上游动，此时水面上还有没完全溶解的碎冰片，如同被鱼负着一般浮在水面。

立春期间气候乍暖还寒：一是日夜温差较大，二是冷空气活动频繁。经常是白天阳光和煦，早晚寒气袭人，因此总体上还要继续注意防寒保暖。

立春节气灸

立春时节虽然气温回升，但余寒尚在，人体阳气较弱，容易被外邪入侵而引发疾病，因此立春是一年中呼吸系统疾病，如感冒、咳嗽高发的时节。肝病等各种传染病也容易在此时活跃起来。此时艾灸正可助长始发的微弱阳气，不仅能对抗时邪，对全年的健身防病都是十分有利的。

预防心脑血管疾病

乍暖还寒的气候也容易引发心脑血管疾病，通过艾灸，可以促进气血运行，使其充盈，使四肢、脏腑得养，预防心脑血管疾病的发生。

预防心脑血管疾病，可以艾灸足三里穴和内关穴。

足三里穴可燥化脾湿、生发胃气、强壮机体，常灸此穴可健脾益气，增补后天气血生化之源，使四肢百骸、脏腑得以滋养。

内关穴有益气行血、化瘀通络的作用，能益心气、通血脉。

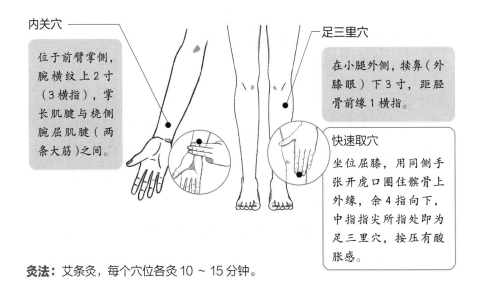

内关穴

位于前臂掌侧，腕横纹上2寸（3横指），掌长肌腱与桡侧腕屈肌腱（两条大筋）之间。

足三里穴

在小腿外侧，犊鼻（外膝眼）下3寸，距胫骨前缘1横指。

快速取穴
坐位屈膝，用同侧手张开虎口圈住髌骨上外缘，余4指向下，中指指尖所指处即为足三里穴，按压有酸胀感。

灸法： 艾条灸，每个穴位各灸10～15分钟。

预防和控制肝病

经过一个冬天的收藏，立春以后气温逐渐升高，万物复苏，外界环境生发向上，人体肝脏在这时波动也较大，健康人肝火旺，情绪波动也比较大，原本有肝病的人，此时病情还会加重。

无论是防肝病还是控制肝病，都可艾灸肝俞穴和太冲穴。肝俞穴是肝的背俞穴，肝的元气在此聚集，是养肝必选穴。太冲穴是肝经的原穴，储存肝经元气，刺激太冲穴，能调动肝经元气，维护肝脏功能。肝俞穴与太冲穴搭配，属于"俞原配穴"法，能补肝阴、养肝柔肝。

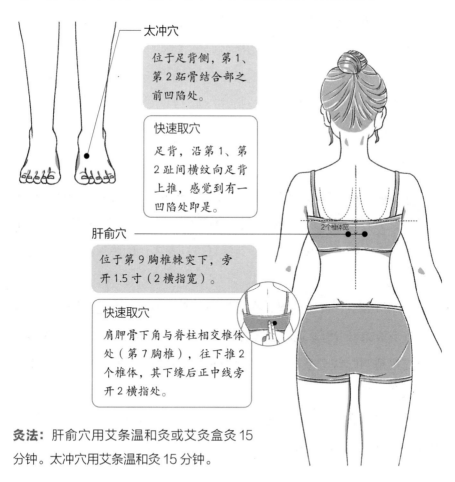

太冲穴

位于足背侧，第1、第2跖骨结合部之前凹陷处。

快速取穴

足背，沿第1、第2趾间横纹向足背上推，感觉到有一凹陷处即是。

肝俞穴

位于第9胸椎棘突下，旁开1.5寸（2横指宽）。

快速取穴

肩胛骨下角与脊柱相交椎体处（第7胸椎），往下推2个椎体，其下缘后正中线旁开2横指处。

2个椎体宽

灸法： 肝俞穴用艾条温和灸或艾灸盒灸15分钟。太冲穴用艾条温和灸15分钟。

立春养生

起居调养

人体在经过了几个月的冬藏之后，至立春，机体内已开始蕴动着一种勃勃的生机。人体气血也和自然界一样，需舒展畅达。为此在起居方面，应当夜卧早起，多参加室外活动，使自己的身体与大自然相适应，使身心和谐，精力充沛。但室外活动一定要注意防寒保暖，切不可过早减少衣物。

居室紧闭一冬，空气不流通，灰尘积聚，此时应当进行除尘通风，以减少和抑制病菌、病毒繁殖，从而达到预防疾病的效果。

睡眠上应遵循"晚睡早起，与日俱兴"的规则。注意避免熬夜，因为熬夜会影响肝气的升发。

饮食调养

《素问·藏气法时论》中说："肝主春……肝苦急，急食甘以缓之……肝欲散，急食辛以散之，用辛补之，酸泻之。" 春季阳气初生，宜食辛甘发散之品，不宜食酸收之味。这样可以补益人体的脾胃之气，以防肝气过旺。

春与肝相应，肝主疏泄，在志为怒，恶抑郁而喜调达。因此，宜选择一些具有柔肝养肝、疏肝理气功效的食品，如枸杞子、红枣、芹菜等。

还可适当吃些辛温发散之品，如韭菜、香菜等，有利于阳气的生发和肝气的疏泄。

经过冬季之后，人们普遍会出现多种维生素及微量元素摄取不足的情况，故也需要多吃新鲜蔬菜，如菠菜、荠菜、莴笋、油菜、香椿芽等。

节气艾灸祛寒湿

推荐食谱

芹菜煲大枣

芹菜250克，大枣（干）10枚。将大枣放入砂锅内，加清水适量，大火煮沸，小火煮汤。之后放入切成小段的芹菜，略煮一会儿，即可佐餐食用。可健脾疏肝利胆。

蒜泥菠菜

菠菜400克，水发银耳50克，大蒜50克，葱、姜、醋、盐、香油各适量。将菠菜择好洗净切段，蒜去皮捣成泥，葱、姜切丝。将醋、香油、盐和蒜泥调成汁。锅加水煮沸，放入菠菜段稍焯一下，捞出过凉，挤去水分，加银耳、葱姜丝，倒入调味卤汁拌匀即成。可清肝明目解毒。

菊花枸杞茶

菊花3朵，枸杞子5克。将菊花、枸杞子放入杯中，冲入开水泡饮，代水饮用。可清肝明目。

运动调养

春季养生既要避免过度活动耗阳气，又要注重采纳自然之气以养阳。

养阳的关键在"动"，宜舒展形体，克服倦懒思眠状态，多参加室外活动，如太极拳、八段锦、慢跑、体操等，使精神情志与大自然相适应。

另外，早晨气温低、雾重，不宜外出锻炼，待太阳升起后再外出锻炼。锻炼前应先轻柔地活动躯体关节，防止因骤然锻炼而诱发意外。

精神调养

肝性刚而易躁急，躁急或忿怒之时，情志偏激，肝气因而横逆上冲，会使气血逆乱，郁极生火，耗气伤血，所以说"怒伤肝"。立春之时肝气生发，要注意养肝气。一是要保持心情舒畅豁达，心情舒畅，则人体气机畅通，气血运行和缓，能协调肝气。二是要戒暴怒、忧郁，做到心胸开阔、乐观向上，以使肝气条达、身心和谐，从而起到养生防病的目的。

雨水灸，养肝护脾，
开启一年健康

七绝·雨水

[唐]佚名

殆尽冬寒柳罩烟，熏风瑞气满山川。

天将化雨舒清景，萌动生机待绿田。

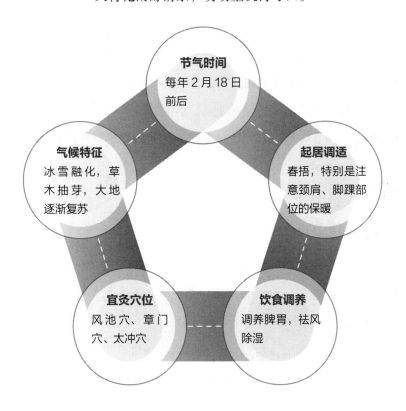

节气时间
每年2月18日
前后

起居调适
春捂，特别是注意颈肩、脚踝部位的保暖

饮食调养
调养脾胃，祛风除湿

宜灸穴位
风池穴、章门穴、太冲穴

气候特征
冰雪融化，草木抽芽，大地逐渐复苏

雨水的由来

每年的 2 月 18 日前后，太阳到达黄经 330° 时，进入雨水节气，到 3 月 5 日或者 6 日结束。此时，我国大部分地区气温回升、冰雪融化、降水增多，故称为雨水。

《月令七十二候集解》中说："正月中，天一生水。春始属木，然生木者必水也，故立春后继之雨水。且东风既解冻，则散而为雨矣。"意思是说，雨水节气前后，万物开始萌动，春天就要到了。

雨水的气候变化

随着雨水节气的到来，雪花纷飞、冷气侵骨的天气渐渐消失，春风拂面，冰雪融化，空气湿润、阳光温和、春雨如丝的日子正向我们走来。

我国古代将雨水分为三候："一候獭祭鱼；二候鸿雁来；三候草木萌动。"此节气，水獭开始捕鱼了，将鱼摆在岸边如同先祭后食的样子；5 天过后，大雁开始从南方飞回北方；再过五天，草木随地中阳气的上腾而开始抽出嫩芽。从此以后，大地渐渐开始呈现出一派欣欣向荣的景象。

雨水节气灸

预防呼吸系统疾病

雨水后，春风送暖，致病的细菌、病毒易随风传播，由于人体皮肤腠理已变得相对疏松，对风寒之邪的抵抗力会有所减弱，因而易感邪而致病，要预防感冒、咳嗽等呼吸系统疾病。

预防呼吸系统疾病，可以艾灸风池穴。风池穴有疏风解表、调整气机的功效，可治一切风证，又可防治感冒、鼻炎、肺炎、中风、面瘫等。

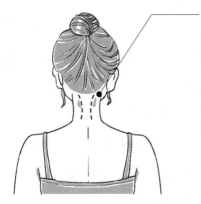

风池穴

在项部枕骨下，胸锁乳突肌与斜方肌上端之间凹陷处。

快速取穴

正坐，后头骨下两条大筋外缘陷窝中，与耳垂平齐处即是。

灸法： 用艾条温和灸15分钟。

调畅情绪

变化无常的天气，容易引起人的情绪波动，乃至心神不安，影响人的身心健康，对高血压、心脏病、哮喘患者更是不利。调畅情绪可艾灸太冲穴和章门穴。

太冲穴是肝经的原穴，刺激太冲穴，能很好地调动肝经的元气，增强肝脏功能。章门穴是胃经的募穴，可以清肝火补脾、平复情绪。

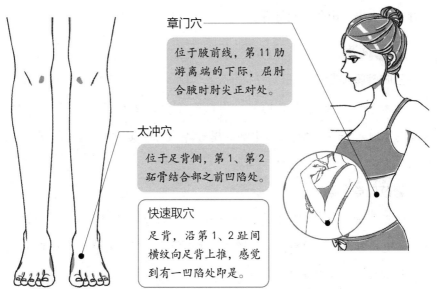

章门穴

位于腋前线，第11肋游离端的下际，屈肘合腋时肘尖正对处。

太冲穴

位于足背侧，第1、第2跖骨结合部之前凹陷处。

快速取穴

足背，沿第1、2趾间横纹向足背上推，感觉到有一凹陷处即是。

灸法： 用艾条温和灸15分钟。先灸章门穴，再灸太冲穴。

起居调养

雨水时节，北方大部分地区气候还是比较冷的，所以这个时节的保健要注重"捂"。因为人体下部的血液循环要比上部差，易遭受寒冷侵袭，所以春捂的重点要放在下半身，重点就是腿和脚。

头发稀疏者不宜过早摘帽子和围巾，以避免遭受风寒，出现头痛、感冒伤风；患有肩周炎、颈椎病的人对寒气的侵袭比较敏感，容易造成病症复发或疼痛加重，因此要注意对肩部和颈部的保暖。

中部和南方地区，此时气温可能会逐渐升高，千万不要在这个看起来挺暖和的天气里脱衣服，即便觉得热，也应带着外套出门，以防早晚凉。

饮食调养

在雨水节气，地湿之气渐升，且早晨时有露、霜出现，饮食调养应侧重于调养脾胃和祛风除湿。又由于此时气候较阴冷，可以适当进补，可以选蜂蜜、大枣、山药、银耳等。

推荐食谱

三味健脾养肾粥

白术15克，制何首乌10克，枸杞子10克，粳米50克。将白术和制何首乌水煎20分钟后捞出，汤中加入粳米、枸杞子一起煮成粥。可健脾补肾、强壮肌肉。

薏苡仁党参粥

薏苡仁30克，党参15克，粳米50克，冰糖适量。将薏苡仁放凉水中浸泡2小时，党参切成薄片，粳米淘洗干净，一同放入锅中加水煮成粥，放冰糖调味。可祛湿健脾、补气补血。

运动调养

此时为阳气逐渐生发的季节，运动也应当跟随外界的变化做调整，逐渐增加活动量，以达到舒达阳气的目的。此时的运动以微热、微喘、微汗出为度。即活动后周身微微发热，微微汗出，稍稍有点喘，但是休息一下能缓解过来。一周可安排四五次这样的运动。

精神调养

雨水时节，人的肝气旺而升发，使人显得精神焕发。但是，肝气升发太过，就会出现面红目赤、烦躁不安、四肢抽动等现象。也有一部分人容易因阴雨连绵，心情不快，而使肝气郁而不升，导致心脏病、高血压患者病情加重。无论怎样，都应当静心养性，使肝气有升有节。

惊蛰灸，
肝气舒发，心情舒畅

惊蛰日雷

[宋] 仇远

坤宫半夜一声雷，蛰户花房晓已开。

野阔风高吹烛灭，电明雨急打窗来。

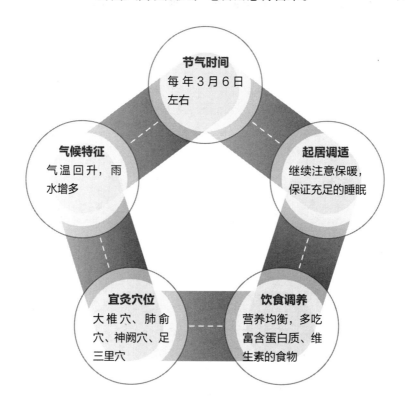

节气时间
每年3月6日
左右

起居调适
继续注意保暖，
保证充足的睡眠

气候特征
气温回升，雨
水增多

宜灸穴位
大椎穴、肺俞
穴、神阙穴、足
三里穴

饮食调养
营养均衡，多吃
富含蛋白质、维
生素的食物

节气艾灸祛寒湿

惊蛰的由来

惊蛰是反映自然物候现象的节气，在每年公历的 3 月 6 日左右，此时太阳到达黄经 345°。从这一节气起，气温上升较快，长江流域大部地区已渐有春雷。

《月令七十二候集解》中说："二月节，万物出乎震，震为雷，故曰惊蛰。是蛰虫惊而出走矣。"惊蛰的意思是天气回暖，春雷始鸣，惊醒蛰伏于地下冬眠的昆虫。当然，昆虫是听不到雷声的，天气变暖才是它们结束冬眠、"惊而出走"的原因。

惊蛰的气候变化

"春雷响，万物长"，惊蛰时节，气温回升，雨水增多。我国除东北、西北地区仍是一派冬日景象外，其他大部分地区平均气温已升到 0℃以上，西南和华南地区已然是一派融融的春光了。

惊蛰前后多雷声，是大地湿度渐高而促使近地面热气上升或北上的湿热空气势力较强与活动频繁所致。不过，由于我国疆域南北跨度大，春雷始鸣的时间不一。南方 2 月份即可闻雷，而北方的初雷可能要到 4 月下旬了。所以"惊蛰始雷"的说法仅符合长江流域的气候规律。

惊蛰节气灸

预防感冒

惊蛰的到来，标志着阳气真正意义上的开始生发。大地回春的同时，也容易引发百病，因为惊蛰后，蛰伏冬眠的蛇虫鼠蚁开始活动，容易散播细菌、病毒。此时经常艾灸不仅可以帮助人体补阳气、扶正气，也能起到预防病毒、细菌入侵的作用。

惊蛰到，气温回升较快，早中晚温差大，时不时有冷空气南下，可能会出现"倒春寒"。因此，惊蛰后春季流感进入高发期。防治流感，要从补阳气、扶正气、提高免疫力入手。此时，人体阳气渐盛，艾灸可激发人体自愈力，使病邪不易侵犯人体。

　　预防感冒，艾灸可选大椎穴、肺俞穴、神阙穴、足三里穴。

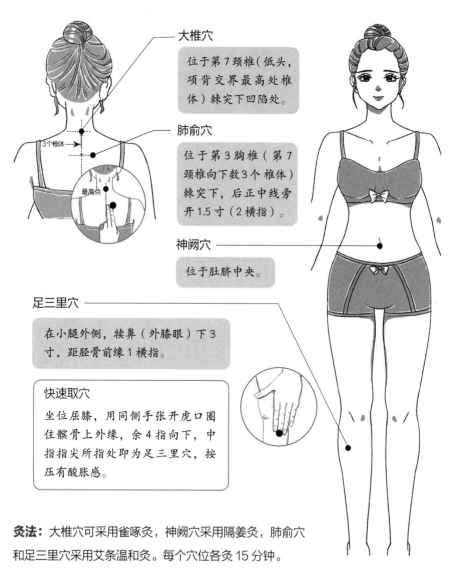

大椎穴

位于第7颈椎（低头，项背交界最高处椎体）棘突下凹陷处。

肺俞穴

位于第3胸椎（第7颈椎向下数3个椎体）棘突下，后正中线旁开1.5寸（2横指）。

神阙穴

位于肚脐中央。

足三里穴

在小腿外侧，犊鼻（外膝眼）下3寸，距胫骨前缘1横指。

快速取穴

坐位屈膝，用同侧手张开虎口圈住髌骨上外缘，余4指向下，中指指尖所指处即为足三里穴，按压有酸胀感。

灸法： 大椎穴可采用雀啄灸，神阙穴采用隔姜灸，肺俞穴和足三里穴采用艾条温和灸。每个穴位各灸15分钟。

节气艾灸祛寒湿

调和肝气

清·张锡纯·《医学衷中参西录》："不知人之元气，根基于肾，而萌芽于肝。"而阳气在惊蛰时才在真正意义上开始生发，此时艾灸，要重视肝气的调达与情志的舒畅，以肝经腧穴为调治重点，可艾灸肝俞穴、肾俞穴、太冲穴。

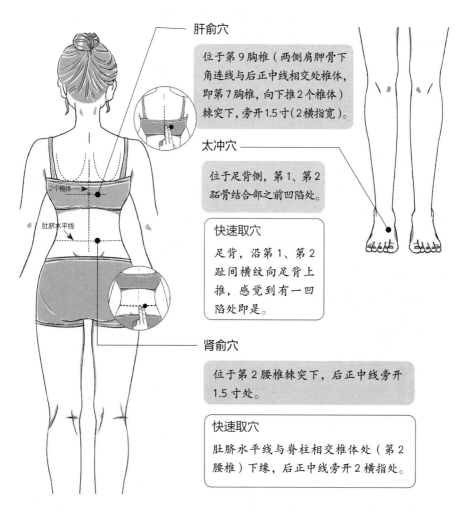

肝俞穴

位于第9胸椎（两侧肩胛骨下角连线与后正中线相交处椎体，即第7胸椎，向下推2个椎体）棘突下，旁开1.5寸（2横指宽）。

太冲穴

位于足背侧，第1、第2跖骨结合部之前凹陷处。

快速取穴

足背，沿第1、第2趾间横纹向足背上推，感觉到有一凹陷处即是。

肾俞穴

位于第2腰椎棘突下，后正中线旁开1.5寸处。

快速取穴

肚脐水平线与脊柱相交椎体处（第2腰椎）下缘，后正中线旁开2横指处。

灸法： 艾条温和灸每穴15分钟。先灸肝俞穴、肾俞穴，再灸太冲穴。

惊蛰养生

起居养生

惊蛰期间天气冷暖变化无常，惊蛰过后常常还会出现"倒春寒"，因此"春捂"还很重要，北方地区不宜过早脱去冬衣。

随着气温回暖，人会越来越感到困乏，俗称"春困"，因此，充足的睡眠必不可少。睡前泡脚、按摩脚底，可以推动血气运行，温补脏腑，安神宁心，消除一天的疲劳，利于入睡。睡前还可以稍微活动身体，有利于身体舒展和放松。

饮食养生

惊蛰饮食调养应以保阴潜阳、以食养肝为原则。要注意营养均衡，多吃富含蛋白质、维生素的食物，少食动物脂肪性食物，按时就餐，消化功能差时采取少食多餐的方法，保证营养的摄入。春季气候干燥，容易使人口干舌燥、外感咳嗽，可以多吃一些有润肺止咳、滋阴清热功效的食物，以及时令食物，如春笋、菠菜等。

推荐食谱

蜂蜜陈皮茶

陈皮1大块，蜂蜜2勺。将陈皮洗干净，冲入适量沸水，1分钟后倒掉；再次加入沸水，闷30分钟；待水温热时加入适量蜂蜜，搅拌均匀即可饮用。可滋阴舒肝、养胃健脾、润肺祛肝火。

油焖春笋

春笋300克，香葱、酱油、油、盐、胡椒粉各适量，白糖适量。春笋去壳洗净，香葱洗净。用刀将春笋拍破后切段，放入沸水中焯3分钟捞出备用；香葱切段。锅中倒入适量油，烧热后放入部分香葱段爆香，倒入春笋翻炒片刻，调入适量盐、酱油、白糖，翻炒均匀后倒入小半碗清水，盖上盖焖5~8分钟，汤汁收至浓稠后，将剩余的香葱段放入，撒少许胡椒粉翻炒均匀即可出锅。可滋阴健脾养胃。

运动养生

久在室内工作的人，应积极参加各种体育运动，以助阳气生长。老年人可选择适合自己的运动，如广播体操、老年保健操、太极拳等。

精神调养

春天万物生发时，人的情志也处于一种开放宣达、生发疏泄状态，情绪易变，因而精神性疾患较多。要注意调适情绪，以养肝气。

春分灸，
阴阳平衡防腹泻

春日田家

[清] 宋婉

野田黄雀自为群，山叟相过话旧闻。

夜半饭牛呼妇起，明朝种树是春分。

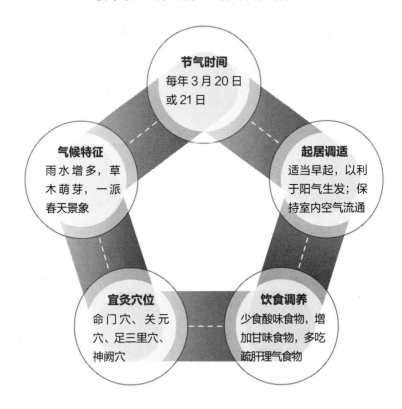

节气时间
每年 3 月 20 日
或 21 日

气候特征
雨水增多，草
木萌芽，一派
春天景象

起居调适
适当早起，以利
于阳气生发；保
持室内空气流通

宜灸穴位
命门穴、关元
穴、足三里穴、
神阙穴

饮食调养
少食酸味食物，增
加甘味食物，多吃
疏肝理气食物

节气艾灸祛寒湿

春分的由来

每年公历 3 月 20 日或 21 日，太阳到达黄经 0° 时为春分。春分这天，太阳直射赤道，地球各地的昼夜时间相等。农历书中记载："斗指壬为春分，约行周天，南北半球昼夜均分，又当春之半，故名为春分。"

春分的含义有两方面：一是指这天白天黑夜时长平分；二是古时以立春至立夏为春季，春分处在春季三个月当中，平分了春季。春分过后，春暖花开，莺飞草长，一派融融暖意春光。同时，从这一天开始，太阳直射的位置渐渐向北方移动，南北半球的昼夜长短也随之发生相应的变化，北半球昼长夜短，南半球夜长昼短。

春分的气候变化

春分节气，气候温和，雨水明显增多，草木萌芽，杨柳青青、莺飞草长、小麦拔节、油菜花香，一派春天景象。在气候变化上，主要表现为寒湿互结，雨水不断。

春分节气灸

预防五更晨泻

春季肝气升发，肝阳易升，容易引起头昏、头晕、失眠、焦虑、抑郁；肝木升发太过，克伤脾土，可产生一系列胃肠问题，易出现胃寒、胃胀、胃痛、腹胀、腹泻等脾胃病。五更晨泻是这一节气常见的肠胃问题。春分本来应是阴阳平衡的时期，但阳虚之体，因阳弱不能与阴平衡，于是阳虚的本质更易显露出来，所以常发生五更泻（又叫鸡鸣泻），特点是完谷不化（含有未消化的食物）的腹泻。此类情况需温肾止泻，艾灸可选命门穴和关元穴。

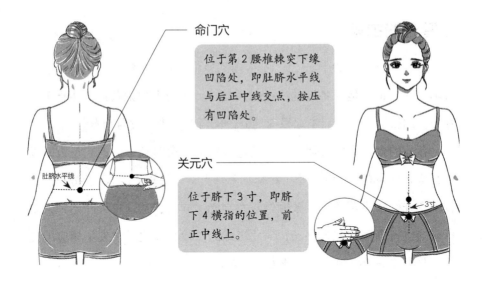

命门穴

位于第2腰椎棘突下缘凹陷处，即肚脐水平线与后正中线交点，按压有凹陷处。

关元穴

位于脐下3寸，即脐下4横指的位置，前正中线上。

肚脐水平线

灸法：可以手持艾条温和灸，也可以使用单孔竹制灸盒，每穴每次灸15～20分钟。如果效果不显著，可以隔附子饼灸，附子辛温大热，与艾火相结合，可以增强补阳效果。连灸7天，先灸命门穴，再灸关元穴。

预防脾虚腹泻

春天风大，风木克脾土，脾虚者这个时段也容易出现腹痛腹泻的问题，其特点是腹泻（或）腹痛明显，艾灸可选足三里穴、关元穴和神阙穴。

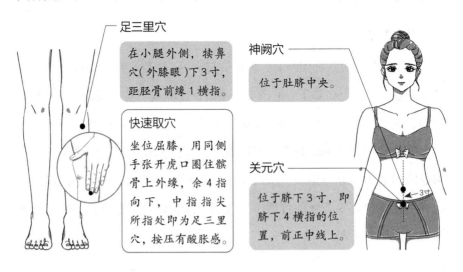

足三里穴

在小腿外侧，犊鼻穴（外膝眼）下3寸，距胫骨前缘1横指。

快速取穴

坐位屈膝，用同侧手张开虎口圈住髌骨上外缘，余4指向下，中指指尖所指处即为足三里穴，按压有酸胀感。

神阙穴

位于肚脐中央。

关元穴

位于脐下3寸，即脐下4横指的位置，前正中线上。

3寸

灸法： 可以在神阙穴做隔盐灸或隔姜灸，每次 5~7 壮。其他穴位可以手持艾条温和灸，每次每穴灸 15 分钟，连灸 7 天。

春分养生

起居养生

虽然天气慢慢暖和起来，但不时仍会有寒流侵袭，天气变化较大，要注意添减衣被。穿衣可以下厚上薄，特别要注意脚部保暖。

春分之后，白昼变长，要顺应大自然的规律，适当早起，6 点左右起床，有利于阳气的生发。

由于气候转暖热，加之湿气较盛，可能会有传染病流行，因此要注意预防。保持室内卫生，注意调节好室内的温湿度，经常开窗，保证室内空气流通。

饮食养生

少食酸味食品，增加甘味食品（比如大枣、蜂蜜）的摄入，以补养脾胃。多吃时令食物，如菠菜、竹笋、香椿、豆芽、蒜苗、豆苗、韭菜等。可以根据自己的体质选一些花茶，如茉莉花、菊花、洋槐花等，以起到理气、疏肝、开胃的作用，同时也能够促进阳气生发。

推荐食谱

清蒸草鱼

草鱼一条，黄酒、盐、姜丝、葱丝、蒜末、香油各适量。将鱼处理干净，在两侧用刀划口，加黄酒、盐适量，撒上适量姜丝、葱丝、蒜末，上屉蒸熟，淋上香油即可。可益气滋肾、强壮补益、益气通阳、解毒辟疫。

韭菜粥

韭菜 60 克（或韭菜籽 10 克），粳米 50 克，盐适量。将韭菜洗净切细（或将韭菜籽研为细末）。粳米煮粥，粥将成时加入韭菜或韭菜籽细末、盐，同煮 10 分钟。可壮肾阳、固精止遗、补脾暖胃。

运动养生

春分前后，风多、风大，易感冒，但切不能因此而不出门运动。相反，要多到户外踏青、锻炼身体，以提升阳气，增强机体抵抗力。运动以散步、慢跑、打太极等为宜，不宜剧烈，以微微出汗为度。

精神调摄

因为情绪波动剧烈则不利于肝气疏泄，所以要做到心平气和，保持轻松、愉悦、乐观的情绪，从而安养神气，与春分时节大自然阴阳平衡的特点相应。

清明灸，
赶走风邪与湿邪

清　明

[宋]王禹偁

无花无酒过清明，兴味萧然似野僧。

昨日邻家乞新火，晓窗分与读书灯。

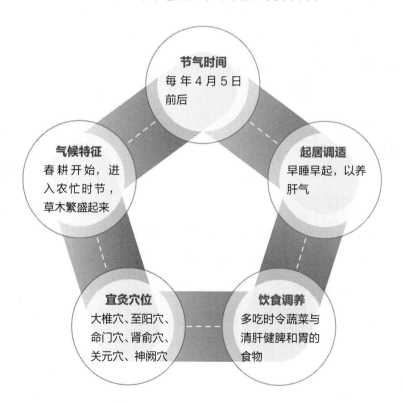

节气时间
每年4月5日前后

起居调适
早睡早起，以养肝气

气候特征
春耕开始，进入农忙时节，草木繁盛起来

宜灸穴位
大椎穴、至阳穴、命门穴、肾俞穴、关元穴、神阙穴

饮食调养
多吃时令蔬菜与清肝健脾和胃的食物

清明的由来

清明，春季的第 5 个节气，太阳到达黄经 15°。《历书》上说："春分后十五日，斗指丁，为清明，时万物皆洁齐而清明，盖时当气清景明，万物皆显，因此得名。"《月令七十二候集解》："三月节，此风属巽故也，万物齐乎巽，物至此时，皆以洁齐而清明矣。"清明因此而得名。故清明有冰雪消融、草木青青、天气清澈明朗、万物欣欣向荣之意。

清明也是二十四节气中唯一既是节气又是节日的节气，是祭祖和扫墓的日子。

清明的气候变化

清明有天气晴朗、草木繁茂的意思。谚语有"清明断雪，谷雨断霜"的说法。此时除东北和西北地区外，中国大部分地区的日平均气温已升到12℃以上，到处是一片繁忙的春耕景象。谚语"清明前后，点瓜种豆"，反映的就是这个时期的农忙景象。

清明节气灸

祛寒扶阳防感冒

清明时节多雨，这段时间多寒湿，湿为阴邪，会伤人体阳气，影响阳气舒展。人的呼吸系统最怕寒，免疫力低下的成年人及儿童，在温差变化大、湿度大的情况下，更易发生呼吸道感染。养生艾灸可选大椎穴、至阳穴、命门穴，以温灸扶阳祛寒湿。

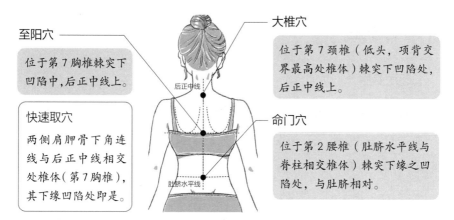

至阳穴
位于第 7 胸椎棘突下凹陷中，后正中线上。

快速取穴
两侧肩胛骨下角连线与后正中线相交处椎体（第 7 胸椎），其下缘凹陷处即是。

大椎穴
位于第 7 颈椎（低头，项背交界最高处椎体）棘突下凹陷处，后正中线上。

命门穴
位于第 2 腰椎（肚脐水平线与脊柱相交椎体）棘突下缘之凹陷处，与肚脐相对。

灸法： 每穴各 15 分钟，或以背部有热感上腾为度。若有感冒流涕的症状，通常艾灸后即可缓解。

温阳散寒祛风湿

虽然风湿病的发作与谷雨节气及湿度大的季节并没有直接联系，但确实会有风湿病患者在这个季节感到关节不适。风湿病患者可以在此期间艾灸关元穴、神阙穴、命门穴、肾俞穴等穴位，以温阳散寒。也可以对受累关节进行局部艾灸治疗。

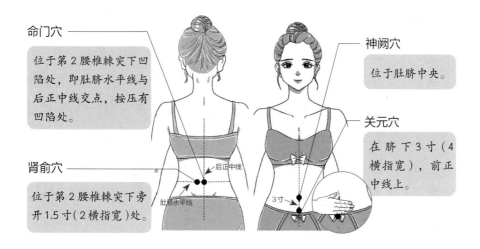

命门穴
位于第 2 腰椎棘突下凹陷处，即肚脐水平线与后正中线交点，按压有凹陷处。

肾俞穴
位于第 2 腰椎棘突下旁开 1.5 寸（2 横指宽）处。

神阙穴
位于肚脐中央。

关元穴
在脐下 3 寸（4 横指宽），前正中线上。

灸法： 每个穴位早晚各灸 15 分钟。

清明养生

起居养生

到了清明，大地回暖，清气上升。此时要避免坐卧时间过长而影响气血循行，扼杀阳气。清明时节，人们开始除去冬装，轻装外出，遇上阴雨天气，应及时添衣，防止受寒。

熬夜会耗阳气。熬夜后容易出现双目红赤，这是肝火上升的表现，长此以往，必然伤肝。因此，要做到早睡早起，顺应人体阳气生发的规律。

饮食养生

饮食调理要注意利水渗湿，还要适当补益。饮食要清淡，少盐，多吃时令蔬菜、水果等以防"上火"。可吃些清肝健脾和胃的食物，如荠菜可益肝和中，菠菜能利五脏、通血脉，山药能健脾益肺。适当喝一些菊花茶，能疏风散热、平肝、解毒、明目，预防感冒，降低血压。

推荐食谱

荠菜扇贝汤

扇贝丁、荠菜各70克，鸡蛋1个，食用油、葱、盐、生抽、醋、姜各少许。荠菜洗净，放入热水锅中焯30秒后放入凉水中浸泡，捞出挤干水分，切成末；葱、姜切末；鸡蛋打入碗中，加入2小勺水搅匀；扇贝丁洗净。锅中放油，油热后加入葱、姜爆香，倒入荠菜末翻炒，加入盐、生抽翻炒均匀，加入2大碗开水，大火煮沸后转中火，将打散的蛋液转着圈淋入锅中，待蛋液凝固后再翻动。锅中再次沸腾后下扇贝丁，翻动几下即可。可清肝健脾和胃。

鸡丝烩豌豆

鸡肉、豌豆粒各100克，油、水淀粉、料酒、葱、姜、盐、高汤各适量。将鸡肉切成细丝，用料酒、葱、姜、盐少许调汁浸好。炒锅加油烧热，倒入豌豆粒略炒后下鸡丝翻炒几下，加适量高汤煮5分钟，再加水淀粉，烩熟即成。可补益气阴，降压去脂。

运动养生

清明过后，草木陆续生长，适量的户外活动可促进人体阳气生发。这一时节又是登山的好时候，踏青登山是很好的有氧运动，不仅能使心肺功能得到锻炼，还能消耗脂肪，加强腿部的肌肉力量。不过，登山一定要量力而行，考虑到个人的体力和身体素质状况，平时很少锻炼的人和中老年人不要逞强。运动时要保证呼吸和心率正常。

精神调养

清明时节正当扫墓之时，有些人容易触景生情，难以控制感情，过度悲伤容易诱发病情，尤其是中老年人，一定要注意情绪的调节和控制。

谷雨灸，
健脾祛湿养脾胃

谷雨春光晓

[唐] 元稹

谷雨春光晓，山川黛色青。叶间鸣戴胜，泽水长浮萍。

暖屋生蚕蚁，喧风引麦葶。鸣鸠徒拂羽，信矣不堪听。

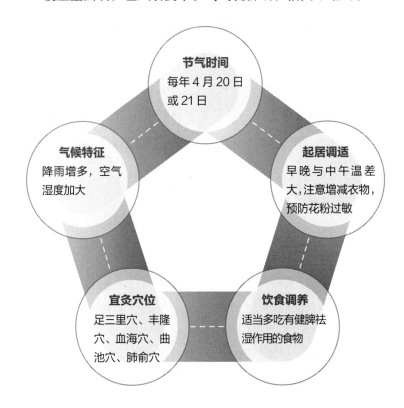

节气时间
每年 4 月 20 日
或 21 日

气候特征
降雨增多，空气
湿度加大

起居调适
早晚与中午温差
大，注意增减衣物，
预防花粉过敏

宜灸穴位
足三里穴、丰隆
穴、血海穴、曲
池穴、肺俞穴

饮食调养
适当多吃有健脾祛
湿作用的食物

谷雨的由来

每年 4 月 20 日或 21 日太阳到达黄经 30° 时为谷雨。《月令七十二候集解》中说："三月中，自雨水后，土膏脉动，今又雨其谷于水也……盖谷以此时播种，自下而上也"，故此得名。

关于谷雨节的来历，据《淮南子》记载，仓颉造字是一件惊天动地的大事，黄帝于春末夏初发布诏令，宣布仓颉造字成功，并号召天下臣民共习之。这一天，下了一场不平常的雨，落下无数的谷米，后人因此把这天定名谷雨，成为二十四节气之一。

谷雨的气候变化

谷雨是反映降水现象的一个节气，也是春季的最后一个节气。谷雨节气后降雨增多，空气中的湿度逐渐加大，与谷类作物的生长发育关系很大。适量雨水有利于越冬作物的返青拔节和春播作物的播种出苗。古代所谓"雨生百谷"，就反映了谷雨的农业气候意义。

我国古代将谷雨分为三候："一候萍始生；二候鸣鸠拂其羽；三候戴胜降于桑。"是说谷雨后降雨量增多，浮萍开始生长，接着布谷鸟便开始提醒人们该播种了，然后会在桑树上见到戴胜鸟。

谷雨时节，我国南方地区明显多雨，特别是华南地区，一旦冷空气与暖湿空气交汇，往往会形成较长时间的降雨天气。

谷雨节气灸

谷雨后，一直到整个夏天雨水增多，是湿气最重的时候，湿邪困脾，容易损伤人体阳气，特别是损伤脾胃阳气。此时应顺天时，补旺脾胃、调旺脾气，以符合自然之道。

中医有"脾不主四时，脾王四季"之说。谷雨正是春夏交接的节气，脾胃处于旺盛时期，借助艾灸升发脾阳、祛除湿热，能事半功倍。同时，此时正是阳气生发之时，顺应自然规律，给正在生发的阳气加上一把艾火，能提升机体免疫力，为安然度夏打基础。

健脾祛湿养脾胃

谷雨作为春季的最后一个节气，这段时间正好处于春夏交替时节，同时也是胃病的易发期，养生要注重健脾祛湿养胃。

健脾穴位首选足三里穴，可以加上祛湿的穴位，如丰隆穴。

足三里穴可燥化脾湿、生发胃气、强壮机体。常灸此穴可健脾益气，增补后天气血生化之源，对脾胃问题尤为有效。

丰隆穴有健脾化痰、和胃降逆的作用，可以有效改善痰多、咽痛、气喘、咳嗽、胸闷、头晕、头痛、心烦、下肢疼痛、便秘等症状。艾灸此穴有祛湿排痰作用。

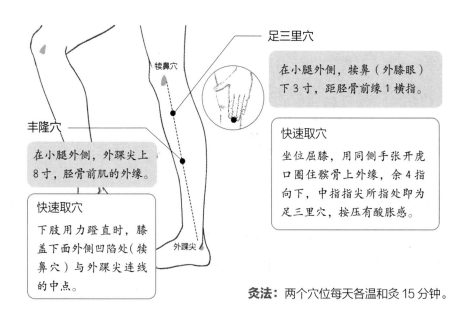

足三里穴

在小腿外侧，犊鼻（外膝眼）下3寸，距胫骨前缘1横指。

快速取穴
坐位屈膝，用同侧手张开虎口圈住髌骨上外缘，余4指向下，中指指尖所指处即为足三里穴，按压有酸胀感。

犊鼻穴

丰隆穴

在小腿外侧，外踝尖上8寸，胫骨前肌的外缘。

快速取穴
下肢用力蹬直时，膝盖下面外侧凹陷处（犊鼻穴）与外踝尖连线的中点。

外踝尖

灸法： 两个穴位每天各温和灸15分钟。

节气艾灸祛寒湿

调补肺气防过敏

谷雨前后，百花渐次开放，空气中花粉增多，对于有过敏史的人来说，很容易诱发过敏症状。预防过敏可以艾灸血海穴、曲池穴和肺俞穴。

血海穴属足太阴脾经，艾灸该穴可起到调节气血、温经通络、养血润燥、祛风止痒的作用。

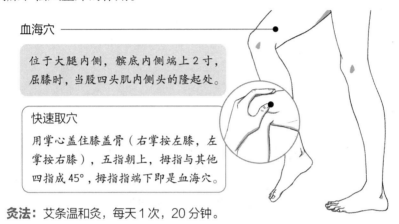

血海穴 —————

位于大腿内侧，髌底内侧端上2寸，屈膝时，当股四头肌内侧头的隆起处。

快速取穴

用掌心盖住膝盖骨（右掌按左膝，左掌按右膝），五指朝上，拇指与其他四指成45°，拇指指端下即是血海穴。

灸法： 艾条温和灸，每天1次，20分钟。

曲池穴善治皮肤瘙痒和内脏湿热疾患，肺俞穴有调补肺气、补虚清热的功效。艾灸这两个穴位均对过敏性哮喘有效。

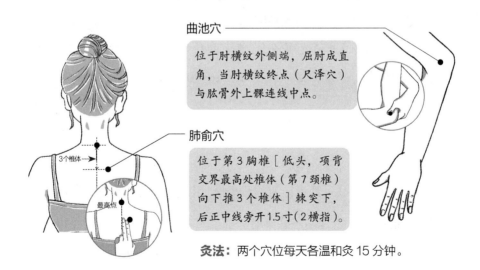

曲池穴 —————

位于肘横纹外侧端，屈肘成直角，当肘横纹终点（尺泽穴）与肱骨外上髁连线中点。

肺俞穴

位于第3胸椎［低头，项背交界最高处椎体（第7颈椎）向下推3个椎体］棘突下，后正中线旁开1.5寸（2横指）。

灸法： 两个穴位每天各温和灸15分钟。

| 谷雨养生

起居养生

过于潮湿的空气会让人体产生不适反应。湿邪是"六淫"之一，在人体正气不足、抵抗力下降时，就会成为致病因素，并侵犯人体导致各种疾病。所以在谷雨前后要做好以下几方面的防护。

（1）及时添衣。谷雨时节中午气温较高，但早晚气温仍较低，因此早晚要适当加穿衣服，尤其要注意切勿大汗后吹风，以防感冒。

（2）防止过敏。此时柳絮飘飞，过敏体质的人外出时还要预防花粉过敏，预防过敏性鼻炎、过敏性哮喘等发作。

另外，雨水多的季节光照较少，细菌容易繁殖，可经常用艾条熏房间，在熏前关窗闭门，一周熏 2~3 次，每次 20~30 分钟。

饮食调养

谷雨以后雨水渐渐增多，湿气变重，所以谷雨养生要适当多吃些有健脾祛湿效果的食物，如白扁豆、薏苡仁、山药、冬瓜、陈皮、白萝卜、莲藕等，也可以适当食用一些具有补血益气功效的食物，不仅可以提升身体素质，还可为安度盛夏打下基础。

山楂薏苡仁粥

山楂、薏苡仁各30克，绿豆、粳米各50克，冰糖适量。把山楂、绿豆、薏苡仁、粳米洗净煮粥，待熟后再加入冰糖，拌匀即可食用。可清热活血、健脾祛湿。

玉米排骨汤

甜玉米、山药各1根，排骨1000克，葱、姜、盐、料酒、酱油、大料各少许。山药削皮切滚刀块，甜玉米切段。将排骨、葱、姜、料酒、酱油、大料一同放入煲锅，加适量水，大火烧开后改中火煮30分钟，加入甜玉米、山药，再煮10分钟即可。可滋阴润燥、益精补血。

运动调养

春夏养阳，秋冬养阴。谷雨正是春光明媚的好时节，空气清新，正是采纳自然之气养阳的好时机，可以慢跑、做操、打球、春游，不仅能畅达心胸，且能促进机体新陈代谢，使气血通畅、郁滞疏散。

精神调养

在精神情志养生方面，还要重视精神调养，应戒暴怒，更忌忧郁，要做到心胸开阔，保持恬静的心态，听音乐、钓鱼、春游、打太极拳、散步等都能陶冶性情。切忌遇事忧愁焦虑，以防肝火萌动。

第四章

夏季艾灸，

冬病夏治正当时

立夏灸，
胃口好消化好

立 夏

[宋] 陆游

赤帜插城扉，东君整驾归。泥新巢燕闹，花尽蜜蜂稀。

槐柳阴初密，帘栊暑尚微。日斜汤沐罢，熟练试单衣。

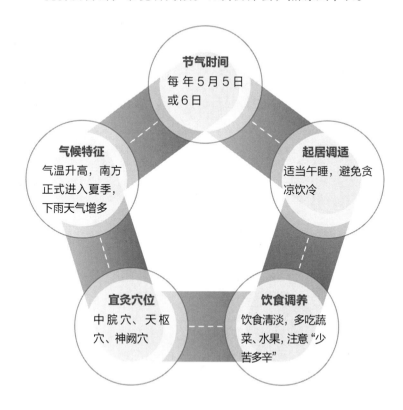

节气时间
每年5月5日
或6日

起居调适
适当午睡，避免贪
凉饮冷

气候特征
气温升高，南方
正式进入夏季，
下雨天气增多

饮食调养
饮食清淡，多吃蔬
菜、水果，注意"少
苦多辛"

宜灸穴位
中脘穴、天枢
穴、神阙穴

节气艾灸祛寒湿

立夏的由来

每年 5 月 5 日或 6 日，太阳到达黄经 45° 时为立夏节气。立夏节气在战国末年就已经确立了，预示着季节的转换，为古时按农历划分四季之夏季开始的日子。《月令七十二候集解》中说："立，建始也，夏，假也，物至此时皆假大也。"这里的"假"，即"大"的意思，是说春天播种的植物已经直立长大了。

按照气候学的标准，连续 5 天平均气温达到 22℃才算夏季开始。在黄河中下游地区，实际气候与这个标准大致接近，而这一地区正是二十四节气的起源地。

立夏的气候变化

立夏前后，我国只有福州到南岭一线以南地区真正进入"绿树浓阴夏日长，楼台倒影如池塘"的夏季，而东北和西北的部分地区这时则刚刚进入春季，全国大部分地区平均气温在 20℃上下，正是"百般红紫斗芳菲"的仲春和暮春季节。

立夏以后，江南正式进入雨季，雨量和雨日均明显增多。日光性皮炎、过敏性鼻炎等春季高发疾病仍在继续，湿疹、风湿性关节炎等疾病开始频发。脾胃虚弱者易体内生湿，再受到外部潮湿天气的影响，易引起湿疹、风湿性关节炎等。

立夏节气灸

温补阳气，预防肠胃病

入夏后人的胃口容易变差，消化功能本来就受天气影响，加之天气渐热，不少人忘了此时阳气还没有达到极盛，贪凉嗜好冰寒食物，胃受到低温刺激，会影响胃肠道消化液的分泌，导致生理功能失调，出现腹部疼痛、胃炎等情况。可以通过艾灸来温补阳气，预防和祛除腹部疼痛，艾灸可选中脘穴、神阙穴、天枢穴。

中脘穴是胃的募穴，募穴是脏腑之气输注于胸腹部的腧穴。而且中脘穴又为六腑之会穴，刺激这个穴位能起到很好的疏利中焦气机的作用。

神阙穴即脐中，有温中散寒、温补阳气的作用。

天枢穴是大肠的募穴，有疏调肠腑、理气行滞、消食的作用，是治疗腹部疾病的要穴。

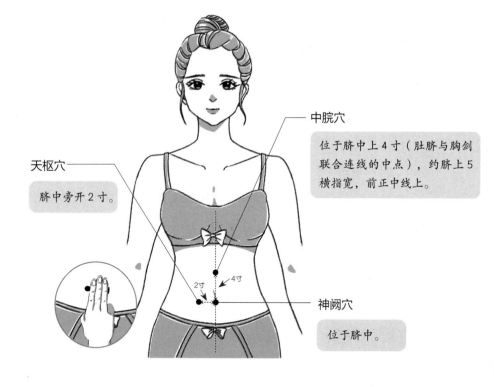

中脘穴

位于脐中上 4 寸（肚脐与胸剑联合连线的中点），约脐上 5 横指宽，前正中线上。

天枢穴

脐中旁开 2 寸。

2寸 ←4寸

神阙穴

位于脐中。

灸法： 中脘穴和天枢穴艾条温和灸 15 分钟，神阙穴隔姜艾炷灸 5~7 壮。每个穴位均连灸 7 天。

节气艾灸祛寒湿

立夏养生

起居调养

夏气与心气相通，所以要重视静养。立夏后昼长夜短，相对于春季，立夏后可晚睡早起，以顺应自然界的变化。

午饭后消化道供血增多，大脑供血相对减少，人容易精神不振，昏昏欲睡，可以午睡 30 分钟左右。午睡时间不要过长，否则会让人感觉没有精神。睡觉时不要贪凉，避免在风口处睡觉，以防着凉受风而生病。

夏季应避免贪凉，使用空调和风扇要适度，最好常备一件长袖衣服，随外界环境改变而增减衣服。

饮食调养

夏季与心气相通，过多食用苦味食物会伤害心阳、脾阳。所以，入夏饮食宜采取"增酸减苦、补肾助肝、调养胃气"的原则，饮食应以低脂、低盐、维生素丰富、清淡为主，多吃蔬菜、水果、粗粮。也可多吃些有健脾利湿作用的食物，比如薏苡仁、白扁豆等。

推荐食谱

木瓜莲子银耳煲

木瓜 200 克，银耳 5 克，莲子 50 克，冰糖适量。银耳、莲子用温水泡发，莲子去心，银耳去掉黄色的根部并撕碎；将银耳、莲子一同放入锅中，煲至莲子熟，加入冰糖和去皮、去籽、切块的木瓜，煮 5 分钟即可。可健脾祛湿、润肺。

鱼腥草拌莴笋

鲜鱼腥草 50 克，莴笋 250 克，葱花、姜末、蒜蓉、盐、酱油、醋、香油各适量。鱼腥草洗净切段，用沸水焯后捞出，加盐搅拌腌渍。莴笋去皮叶，切成约5厘米长的粗丝，用盐腌渍沥水。将莴笋丝、鱼腥草放在盘内，加酱油、醋、葱花、姜末、蒜蓉搅拌均匀，淋上香油即成。可清热解毒、利湿祛痰。

运动调养

随着入夏，运动强度可适当增加，动则生阳，可强健脏腑功能。但运动时间以早晨和傍晚为佳。另外，还要避免大汗淋漓的运动，因为汗出伤阳，剧烈的运动也容易造成机体缺水，平时可选择散步、慢跑、打太极拳等慢节奏的有氧运动。

精神调养

立夏以后，天气转热，心神易受扰，导致心神不宁。此时应保持神清气和、心情舒畅，忌大喜大悲。多听听音乐，想想美好的事情，或去公园散步、郊游，尽可能让机体和思想获得充分的放松。另外，充足的睡眠也有利于心神的宁静，还可预防冠心病等心脏疾病。

小满灸，
远离湿气防百病

小 满

[宋] 欧阳修

夜莺啼绿柳，皓月醒长空。

最爱垄头麦，迎风笑落红。

节气时间
每年5月20～22日

气候特征
南北温差缩小，降水增多，南方开始出现高温天气

起居调适
早晚温差大，及时增添衣物，避免受凉感冒

宜灸穴位
中脘穴、足三里穴、隐白穴、公孙穴

饮食调养
暑湿并重，应注意清热利湿、健脾和胃，控制冷饮，注意补水

小满的由来

每年 5 月 20～22 日，太阳到达黄经 60° 时为小满。《月令七十二候集解》中说："四月中，小满者，物致于此小得盈满。"这时全国北方地区麦类等夏熟作物籽粒已开始饱满，但还没有成熟，因此叫小满。

小满的气候变化

我国古代将小满分为三候："一候苦菜秀；二候靡草死；三候麦秋至。"是说小满节气时，苦菜已经枝叶繁茂，而喜阴的一些枝条细软的草类在强烈的阳光下开始枯死，此时麦子开始成熟。

从气候特征来看，在小满节气到下一个芒种节气期间，全国各地渐次进入了夏季，南北温差进一步缩小，降水增多。小满以后，黄河以南到长江中下游地区开始出现 35℃ 以上的高温高湿天气。所以，此时养生的话，防热除湿很重要。

小满节气灸

健脾化湿，提升食欲

小满过后，雨水多起来，天气闷热潮湿。由于脾喜燥恶湿，此时湿邪对脾胃的影响最大，脾胃消化功能会变差，会出现不想吃饭、腹胀、腹泻等消化功能减退的症状，还常伴有精神萎靡、嗜睡、身体乏力等，中医叫做湿邪中阻。因而，小满艾灸重在健脾化湿，可选中脘穴、足三里穴、隐白穴、公孙穴。

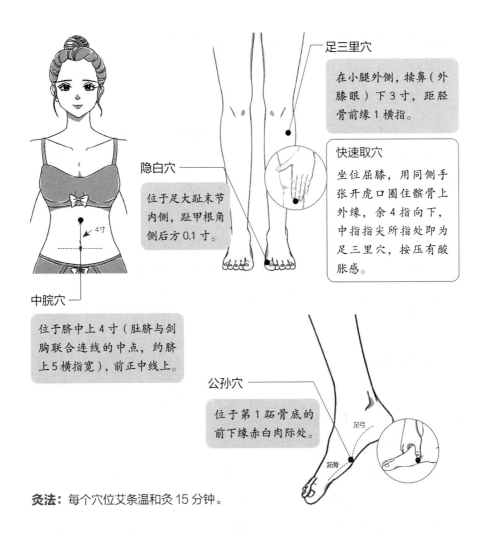

足三里穴

在小腿外侧，犊鼻（外膝眼）下3寸，距胫骨前缘1横指。

快速取穴

坐位屈膝，用同侧手张开虎口圈住髌骨上外缘，余4指向下，中指指尖所指处即为足三里穴，按压有酸胀感。

隐白穴

位于足大趾末节内侧，趾甲根角侧后方0.1寸。

中脘穴

位于脐中上4寸（肚脐与剑胸联合连线的中点，约脐上5横指宽），前正中线上。

公孙穴

位于第1跖骨底的前下缘赤白肉际处。

足弓

跖骨

灸法： 每个穴位艾条温和灸15分钟。

小满养生

起居养生

小满后气温明显升高，雨量增多，但早晚仍会较凉，一天内温差仍较大，尤其是降雨后气温下降更明显，因此要注意及时添加衣服，尤其是晚上睡觉时注意保暖，避免着凉受风而患感冒。

饮食养生

夏日饮食不宜过饱，七八分饱即可。如果受天气影响，食欲不振，可以吃得清淡些。另外，进入小满后，气温不断升高，很多人喜爱用冷饮消暑降温，但应适量，以避免导致肠道问题。

饮食上注意适当多吃些有清热利湿、健脾和胃功效的食物，如冬瓜、白萝卜、薏苡仁、绿豆等。另外，此时人体津液消耗较多，可多选用养阴生津止渴之品，如百合、乌梅等，有助于改善肠胃功能。还可适当多喝决明子茶、大麦茶、菊花茶、苦丁茶、绿豆汤等。

推荐食谱

荸荠冰糖藕羹

荸荠 250 克，藕 150 克，冰糖适量。荸荠洗净去皮，藕洗净切小块，同入锅内用小火炖 20 分钟时，加入冰糖再炖 10 分钟即可。

冬瓜草鱼煲

冬瓜 500 克，草鱼 1 条，盐、植物油各适量。冬瓜去皮，洗净切块；草鱼洗净，用油将草鱼两面煎至金黄色。砂锅中加适量开水，放入鱼、冬瓜，大火烧开后，改用小火炖 30 分钟，见汤色白，加入盐调味即可。可健脾利湿、除热。

运动养生

夏天容易出汗多，很多人就懒于运动，其实夏日仍需维持适量的运动，但不宜在高温闷热环境下运动，可以在饭后 1 小时再运动，运动不宜太激烈，可以做散步、慢跑、游泳等运动，以运动后身体不感到疲乏、

节气艾灸祛寒湿

气短为度。及时补充水分，可助排出毒素，减轻心脏负担。

情志养生

小满时节暑湿交杂，人易感到烦躁不安，此时要有意识地调节情绪，注意保持心情舒畅，以防情绪剧烈波动后引发高血压、脑血管意外等。原本就有心脑血管疾病、高血压病的患者，更要注意控制情绪，以降低疾病发作的风险。

芒种灸，
赶走湿热身体不沉重

观刈麦（节选）

[唐]白居易

田家少闲月，五月人倍忙。夜来南风起，小麦覆陇黄。

妇姑荷箪食，童稚携壶浆。相随饷田去，丁壮在南冈。

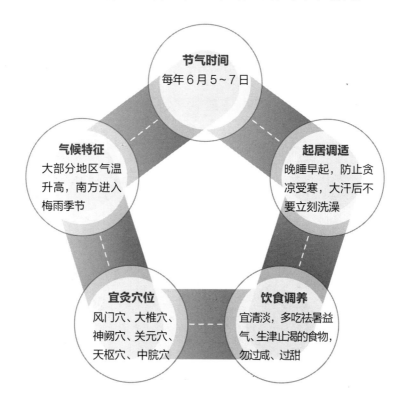

节气时间
每年6月5~7日

气候特征
大部分地区气温
升高，南方进入
梅雨季节

起居调适
晚睡早起，防止贪
凉受寒，大汗后不
要立刻洗澡

宜灸穴位
风门穴、大椎穴、
神阙穴、关元穴、
天枢穴、中脘穴

饮食调养
宜清淡，多吃祛暑益
气、生津止渴的食物，
勿过咸、过甜

节气艾灸祛寒湿

芒种的由来

每年的 6 月 5 ～ 7 日，太阳到达黄经 75° 时为芒种。《月令七十二候集解》中说："五月节，谓有芒之种谷可稼种矣。"意思是说麦类等有芒作物成熟，此时也是晚谷、黍、稷等夏播作物播种的季节，所以，"芒种"也称为忙种，是农民播种、下地最为繁忙的时机。

芒种期间，太阳将逐日靠近它在北半球运行轨迹的最北端，北半球白昼时间最长的日子就要到了。

芒种的气候变化

芒种时节，我国南方地区进入初夏梅雨季节，雨量充沛，气温显著升高。西南地区进入一年中的多雨季节，高原地区的冰雹天气开始增多。除青藏高原和黑龙江北部，全国大部分地区的人们都能够体验到夏天的潮湿闷热了。

芒种节气灸

除湿热以消除困倦

芒种节气气温升高，空气湿度增加，身体内外热蒸湿动，常使人感到四肢困倦、萎靡不振。可通过艾灸使气机宣畅、助阳化湿、补心健脾、增强机体免疫力，安度盛夏，艾灸可选风门穴、大椎穴、神阙穴、关元穴、天枢穴、中脘穴。

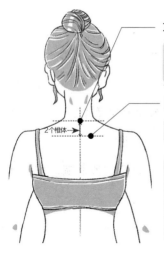

大椎穴

位于第 7 颈椎（低头，项背交界最高处椎体）棘突下凹陷处。

风门穴

位于第 2 胸椎棘突下旁开 1.5 寸。

快速取穴

低头，项背交界最高处椎体（第 7 颈椎）向下推 2 个椎体，其下缘旁开 2 横指宽处。

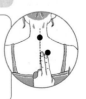

2 个椎体

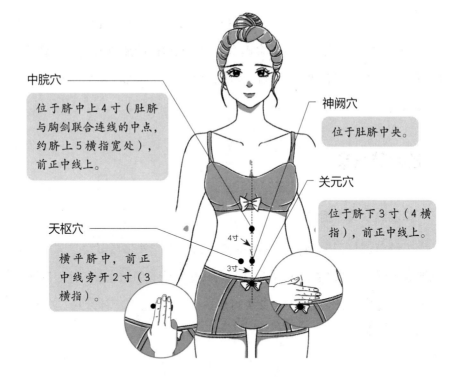

中脘穴

位于脐中上 4 寸（肚脐与胸剑联合连线的中点，约脐上 5 横指宽处），前正中线上。

神阙穴

位于肚脐中央。

关元穴

位于脐下 3 寸（4 横指），前正中线上。

天枢穴

横平脐中，前正中线旁开 2 寸（3 横指）。

4 寸

3 寸

灸法：每个穴位艾条温和灸 15 分钟，每天 1 次，连灸 7 天。先灸背部穴位，再灸胸部穴位。

节气艾灸祛寒湿

芒种养生

起居养生

要晚睡早起，适当接受阳光照射，以顺应大自然阳气充盛的特点，从而利于人体气血的运行。但晚睡并非熬夜，应在晚上 10:30 之前入睡。中午可休息一会儿，时间以 30 分钟至 1 个小时为宜。避免睡懒觉，睡懒觉会使阳气被困，体内湿气会增多，人就越困重越想睡觉，形成恶性循环。

天热吹空调时要防止肩背受寒，女性可以加一件披肩，回到家或者在户外可以给自己一些出汗的机会，排排湿气。出汗后不要立刻进入开空调温度很低的房间，因为这时候毛孔打开，冷气侵入，很容易感冒。

饮食养生

此时天气闷热，南方多潮湿，人体新陈代谢加快，营养物质随汗液丢失多，心脑血液供给不足，人容易困乏，没有食欲，有些人贪凉喜冷，克伤脾胃，也会出现食欲不振、腹痛泄泻、周身酸痛等症状。因此，饮食上要注意清淡爽口，增加健脾祛湿的食物，如薏苡仁、赤小豆、白扁豆等。此时各类时令水果虽然丰富，但要注意节制，以免伤胃助湿。

推荐食谱

香菇冬瓜球

冬瓜 300 克，香菇、鸡汤、水淀粉、植物油、盐、姜丝、香油各适量。香菇水发洗净；冬瓜去皮去籽洗净，用钢勺挖成圆球。锅内放适量植物油烧热，下姜丝煸炒出香味，入香菇继续煸炒数分钟后，倒入适量鸡汤煮开；将冬瓜球下锅烧至熟时，用水淀粉勾芡，翻炒几下，加盐拌匀，淋上香油即可。

薏苡百合荸荠煲

薏苡仁30克，百合30克，荸荠250克。将薏苡仁、百合洗净，用温水发透；荸荠去皮洗净，从中间切开；将荸荠、薏苡仁、百合同入砂锅内，加适量清水，大火煮沸后改小火煲45分钟即可。

运动养生

可多参与一些户外活动，如晨练，可选择散步、慢跑、打太极拳等，不宜做过于剧烈的运动，避免大汗淋漓，既伤阴也伤阳。

因为天气闷热，人更容易出汗，如果出汗后觉得胸闷、心慌，要马上休息，按揉劳宫穴（快速取穴：握拳屈指，中指指尖处即是）、内关穴（第18页）可缓解。

情志养生

夏气通于心，心藏神。因此，白天时要积极开朗，乐观向上，对外物充满热情，做事时精神集中，夜里则尽量凝神静虑，静心安神。

古人认为，夏主火，内应于心，夏季应该特别重视对心脏的调养。西医也认为夏日炎热会影响人的心脏功能，天气变热，体内血流加快，心脏的负荷也相应变大，因此夏季养生要平心静气重养心。夏季切忌过度激动，尤其是过度喜悦，否则会伤害心神。

夏至灸，
祛除体内老寒湿

夏至日作

[唐]权德舆

璿枢无停运，四序相错行。

寄言赫曦景，今日一阴生。

节气时间
每年 6 月 21 日或 22 日

气候特征
空气对流旺盛，易形成雷阵雨

起居调适
晚睡早起，避烈日直射，勤洗温水澡，睡觉勿吹风

宜灸穴位
神阙穴、关元穴

饮食调养
多吃苦味食物以助心气，注意补水，不可贪食冷饮

夏至的由来

每年6月21日或22日为夏至，"夏"是季节，"至"是到来，即最炎热的夏季来到了。这个时候太阳光直射点到达北回归线上方，是北半球一年中白昼最长、夜晚最短的一天。夏至以后，太阳光直射点开始逐渐南移，北半球的白昼日渐缩短。民间有"吃过夏至面，一天短一线"的说法。而此时南半球正值隆冬。

夏至的气候变化

夏至虽表示炎热的夏天已经到来，但还不是最热的时候，夏至后的一段时间内气温仍会继续升高，俗话说"热在三伏"，真正的暑热天气大概在七月中旬到八月中旬，此时我国各地的气温都很高，某些地区的最高气温可达40℃左右。也就是说，夏至之后大约再过二三十天，才是最热的天气。

夏至以后地面受热强烈，空气对流旺盛，午后至傍晚常易形成雷阵雨。这种雷雨骤来疾去，降雨范围小，"夏雨隔田坎"说的就是这种情况。唐代诗人刘禹锡曾巧妙地借喻这种天气，写出了"东边日出西边雨，道是无晴却有晴"的著名诗句。

夏至节气灸

祛寒湿，冬病夏治事半功倍

夏至虽不是一年中最热的时候，但却是阳气最盛的时候，是人体锁阳驱寒的最佳时机。夏至艾灸可快速驱除体内寒湿，补充人体元气，特别适合虚劳症、虚寒性体质人群。对于关节劳损、颈椎病、风湿性关节炎、腰椎骨质增生等骨关节疾病患者，夏至艾灸可事半功倍。

夏至祛寒湿可重点艾灸神阙穴和关元穴。

神阙穴是任脉上的重要穴位，是神气出入的门户。艾灸神阙穴可以益气补阳、温肾健脾、温通经络、调和气血、扶正祛邪，提高机体免疫力。

艾灸关元穴能使清阳上升、浊阴下降，能培肾固本、补气回阳、通调冲任、理气活血。

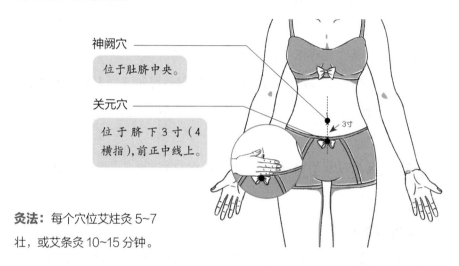

神阙穴

位于肚脐中央。

关元穴

位于脐下3寸（4横指），前正中线上。

3寸

灸法： 每个穴位艾炷灸 5~7 壮，或艾条灸 10~15 分钟。

夏至养生

起居养生

夏至起居应顺应自然界阳盛阴衰的变化，宜晚睡早起，切记晚睡不是熬夜。夏季炎热，暑易伤气，若汗泄太过，可令人头昏胸闷、心悸口渴、恶心甚至昏迷。室外工作和体育锻炼时，应避开烈日，加强防护。

天热汗多，可每日洗温水澡，使皮肤清洁凉爽，可消暑防病。

夏日炎热，腠理开泄，易受风寒湿邪侵袭，所以不宜直对空调、风扇吹风，睡觉时更要避免。

饮食养生

夏季心当令，心火过旺易克肺金，味苦之物能泻心火，可以适当食用。《素问·藏气法时论》中也说，心主夏，"心苦缓，急食酸以收之"，"心欲耎，急食咸以耎之，用咸补之，甘泻之"。

夏季出汗多，机体盐分损失也多，电解质失衡会损害心脏，宜多食酸味以固表，多食咸味以补心。比如葡萄、乌梅等。

盛夏虽然阳气旺盛，但伏阴在内，饮食不可过寒，否则会伤脾胃，发生吐泻。西瓜、绿豆汤、乌梅汤等，虽能解渴消暑，但不宜冰镇后食用。

总之，夏至时节饮食宜清淡，少食热性食物，以免损伤脾胃或助热。

推荐食谱

荷叶茯苓粥

干荷叶10克（或鲜荷叶1张），茯苓50克，粳米或小米50克，白糖适量。将荷叶煎汤去渣，把茯苓、洗净的粳米或小米加入药汤中，同煮为粥，加入白糖搅匀。可清热解暑、宁心安神、止泻止痢。

凉拌莴笋

莴笋1根，葱油、盐、白糖各适量。莴笋去皮擦成丝，加少许盐拌匀腌30分钟，去汤后加葱油和白糖拌匀即可。可健脾开胃。

情志养生

夏至是阳气最旺的时节，故应保持心情愉快舒畅，精神饱满，积极乐观，以利于气机的疏通。夏至时节容易心火旺，烦躁易怒，适当吃些味苦食物有助于削减心火，避免动怒。切记，暴喜伤心，故勿过喜。

运动养生

夏季应在清晨或傍晚天气较凉爽时运动，宜选在河湖水边、公园庭院等空气新鲜的地方。

运动以散步、慢跑、打太极拳等为宜，不宜剧烈运动，因为大汗淋漓不但伤阴气，也损阳气，对心脏也会造成负担。运动出汗过多时，可适当饮用淡盐水，不可大量饮用凉水，更不能立即用冷水冲浴。

小暑灸，
顾护心气宁心神

小暑六月节

[唐]元稹

倏忽温风至，因循小暑来。竹喧先觉雨，山暗已闻雷。

户牖深青霭，阶庭长绿苔。鹰鹯新习学，蟋蟀莫相催。

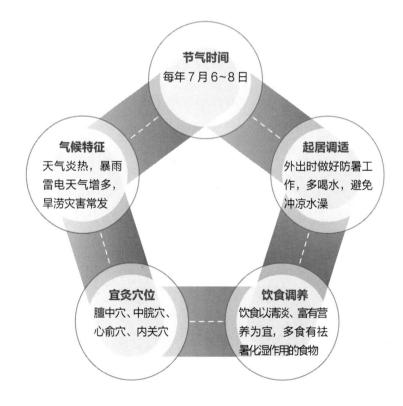

节气时间
每年7月6~8日

气候特征
天气炎热，暴雨雷电天气增多，旱涝灾害常发

起居调适
外出时做好防暑工作，多喝水，避免冲凉水澡

宜灸穴位
膻中穴、中脘穴、心俞穴、内关穴

饮食调养
饮食以清淡、富有营养为宜，多食有祛暑化湿作用的食物

节气艾灸祛寒湿

小暑的由来

小暑一般在每年7月6~8日，太阳到达黄经105°。"暑"是炎热，"小"是炎热的程度。小暑即炎热的夏天到了，但还没有达到最热的时候。《月令七十二候集解》中说："六月暑，热也，就热之中分为大小，月初为小，月中为大，今则热气犹小也。"此时正值初伏前后，我国大部分地区已进入一年中最热的时期。

小暑的气候变化

小暑已是初伏前后，很多地区的平均气温已接近30℃。南方大部分地区常有雷雨大风天气，有时还有冰雹，容易造成灾害。此时，高温、高湿是我国南方地区的气候特点，北方地区则以高温、干燥为主。

小暑节气灸

养心气，心神安宁度盛夏

小暑虽不是一年中最炎热的时候，但紧接着就是一年中最热的大暑了，民间有"小暑大暑，上蒸下煮"之说。由于气温高、湿度大，出汗多，常出现心慌、倦怠乏力、口渴咽干、小便短赤、睡眠不安等不适。潮湿加憋闷也经常让人喘不过气来，心肺功能不好的人活动后还会出现气短、胸闷、心慌等症状。因此，小暑节气要注意养护心神，可艾灸心俞穴、膻中穴、中脘穴、内关穴。

灸法：艾条灸，每个穴位各灸 10~15 分钟。

先灸背部心俞穴，再灸胸腹部膻中穴、中脘穴，

最后灸内关穴。

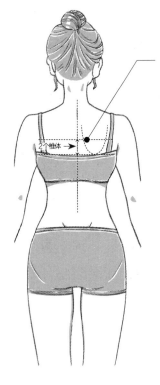

心俞穴

位于第 5 胸椎棘突下，旁开 1.5 寸。

快速取穴

肩胛下角水平线与脊柱相交椎体处（第 7 胸椎）往上推 2 个椎体，其下缘后正中线旁开 2 横指处。

膻中穴

位于两乳头连线的中点，前正中线上。

中脘穴

位于脐中上 4 寸（肚脐与胸剑联合连线的中点，约脐上 5 横指宽），前正中线上。

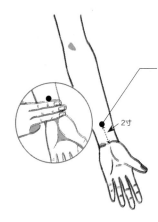

内关穴

位于前臂掌侧，腕横纹上 2 寸（3 横指），桡侧腕屈肌腱与掌长肌腱之间（两条大筋之间）。

节气艾灸祛寒湿

小暑养生

起居养生

小暑时人容易发生中暑，所以外出时一定要做好防暑工作，带好遮阳伞、遮阳帽等防晒工具，多喝水，并尽量避开中午前后外出。

养精神，防暑邪。除晚上保证睡眠，中午还可适当小睡一会儿。

贪凉、冲凉水澡、多进冷食对身体健康非常不利，容易引发身体不适，或者埋下健康隐患。从炎热的室外进入室内，10分钟以后再开空调，温度也不宜调得太低，以26℃为宜。睡觉时膝理开，不宜整夜开着空调，以防寒邪侵袭。

饮食养生

小暑时节多雨、高温，容易引发消化道疾病。所以，这一时节要注意饮食卫生，以清淡、富有营养的饮食为主。可多食新鲜蔬菜和瓜果，比如冬瓜、白萝卜、番茄、莲藕等具有化湿、改善肠胃作用的食物，多食用淡水鱼，少食红肉。可饮决明子茶、大麦茶、菊花茶、苦丁茶、绿豆汤等饮料，以清热祛暑滋阴。

推荐食谱

三豆鳅鱼汤

泥鳅300克，红豆、黑豆各30克，赤小豆15克，料酒少许，生姜5片，油、盐各适量。将泥鳅放入清水中吐净泥土后宰杀，去内脏洗净；将红豆、黑豆、赤小豆洗净备用。炒锅烧热后加油，放入泥鳅煎至7分熟后盛起备用。将泥鳅与洗净的红豆、黑豆、赤小豆、生姜一同放入砂锅，加适量清水，大火煮沸后转小火煮1.5小时，放入料酒，调入适量盐。可清暑祛湿、健脾益肾。

淮山胡萝卜鲫鱼汤

淮山药 300 克，胡萝卜 200 克，鲫鱼 2 条，蜜枣 2 个，瘦肉 50 克，生姜 3 片，油、盐各适量。将淮山药、胡萝卜分别去皮切成厚块，蜜枣、姜片、瘦肉（切片）洗净，一并放入汤锅，加 2000 毫升清水，大火煲开。热锅加油将鲫鱼煎至双面微黄后放入煲开的汤锅内，用大火煲 5 分钟后改小火煲 30 分钟，加盐调味。可健脾益气、消食化滞、开胃、祛湿。

运动养生

夏天虽然人体出汗较多，但仍需要适量运动，但不要在阳光暴晒下运动。夏季出汗多，需要适当补充水分，以免血黏度升高。心脏有问题的人活动后容易出现气短、心慌等症状，因此，这类人群运动要适度，不宜过度。

短距离的游泳、瑜伽、打太极拳等是最适合这个时节的运动方式，可以起到平心静气、缓解压力的作用。运动时间最好选在早上和晚上，但晨练不宜过早，待太阳出来后再进行。

情志养生

小暑时节，天气炎热，人容易烦躁不安，爱犯困，少精神，应该根据季节与五脏的对应关系，养护好心脏。平心静气，可以舒缓紧张的情绪，使心情舒畅、气血和缓，既有助于心脏机能的旺盛，也符合"春夏养阳"的原则。

可以每天闭眼静坐沉思 2 次，每次 20 分钟，能平心静气，对心血管也很有益处。可采用唐代名医孙思邈所推崇的"引气从鼻入腹，吸足为止"的方法，就是从鼻孔吸气直到极限，然后慢慢呼出。

大暑灸，
"冬病夏治"好时机

大 暑

[宋]曾几

赤日几时过，清风无处寻。经书腧枕籍，瓜李漫浮沉。

兰若静复静，茅茨深又深。炎蒸乃如许，那更惜分阴。

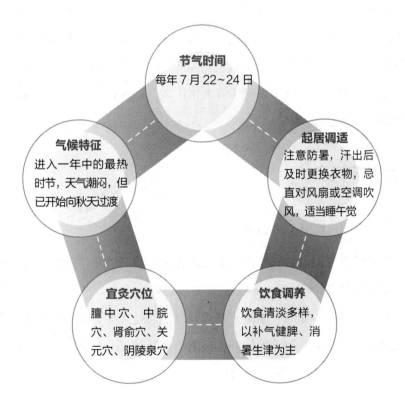

节气时间
每年 7 月 22~24 日

气候特征
进入一年中的最热
时节，天气潮闷，但
已开始向秋天过渡

起居调适
注意防暑，汗出后
及时更换衣物，忌
直对风扇或空调吹
风，适当睡午觉

宜灸穴位
膻中穴、中脘
穴、肾俞穴、关
元穴、阴陵泉穴

饮食调养
饮食清淡多样，
以补气健脾、消
暑生津为主

大暑的由来

每年7月22～24日太阳到达黄经120°时为大暑。《月令七十二候集解》中说："大暑，六月中。暑，热也，就热之中分为大小，月初为小，月中为大，今则热气犹大也。"说的是，"暑"是炎热的意思，大暑，指炎热至极。大暑相对小暑，天气更加炎热，是一年中最热的节气，湿热交蒸在此时到达顶点。

大暑的气候变化

大暑节气正值"三伏天"里的"中伏"前后，是一年中最热的时期，气温最高，农作物生长最快，同时，很多地区的旱、涝、风灾等各种气象灾害也最为频繁。

大暑分为三候："一候腐草为萤；二候土润溽暑；三候大雨时行。"萤火虫分水生与陆生两种，陆生的萤火虫产卵于枯草上，大暑时，萤火虫破卵而出，古人认为萤火虫是腐草变成的；第二候是说天气开始变得闷热，土地也很潮湿；第三候是说时常有大雷雨天气出现，大雨使暑热减弱，天气开始向秋季过渡。

大暑节气灸

温通经络，提升心肾功能

大暑时节气温高，气压低，是心血管疾病的高发期，所以心血管疾病患者要特别警惕。但大暑也是最适合养生防病的一个节气，是"冬病夏治"的最好时机。因为此时气温高，腠理开放，通过艾灸，可用至盛的阳热之气来温通经络，更易驱除困扰身体健康的寒湿邪气，艾灸穴位可选阴陵泉穴、关元穴、中脘穴、膻中穴和肾俞穴。

节气艾灸祛寒湿

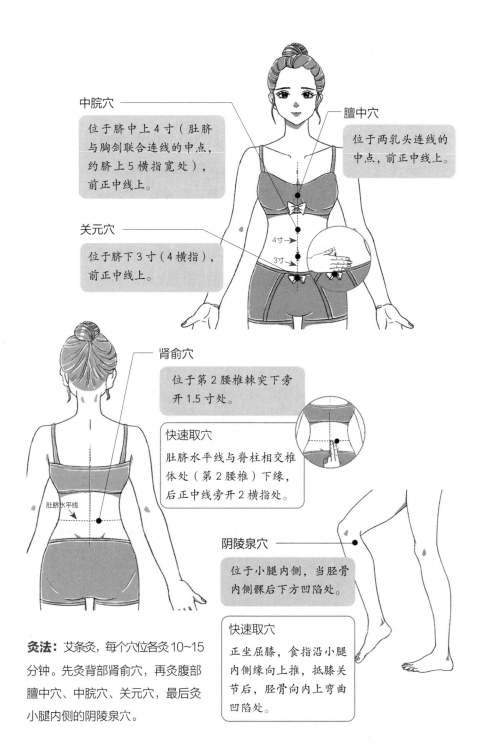

中脘穴

位于脐中上4寸（肚脐与胸剑联合连线的中点，约脐上5横指宽处），前正中线上。

膻中穴

位于两乳头连线的中点，前正中线上。

关元穴

位于脐下3寸（4横指），前正中线上。

4寸

3寸

肾俞穴

位于第2腰椎棘突下旁开1.5寸处。

快速取穴

肚脐水平线与脊柱相交椎体处（第2腰椎）下缘，后正中线旁开2横指处。

肚脐水平线

阴陵泉穴

位于小腿内侧，当胫骨内侧髁后下方凹陷处。

快速取穴

正坐屈膝，食指沿小腿内侧缘向上推，抵膝关节后，胫骨向内上弯曲凹陷处。

灸法： 艾条灸，每个穴位各灸10~15分钟。先灸背部肾俞穴，再灸腹部膻中穴、中脘穴、关元穴，最后灸小腿内侧的阴陵泉穴。

大暑养生

起居养生

大暑节气，天气炎热，要注意防暑，避免长时间暴露在烈日下，老人及体质虚弱者避免正午出门，汗出后及时更换衣物，出汗后不可直对风扇或空调吹风，以免受凉感冒。室内要注意通风，室温要合适，空调不可温度太低。

另外，睡眠要充足，不可过于困乏时才睡。而且此时气温高，人比较容易感到疲倦，适当的午觉可以保证下午精力充沛。

饮食养生

盛夏阳热下降，水汽上腾，湿气充斥，人容易受暑湿影响，暑湿易困脾胃，出现腹胀、食欲下降、乏力等症状，此时饮食宜清淡多样，以补气健脾、消暑生津为主，可适当多食绿豆、白扁豆、黄瓜、莲藕、鸭肉、薏苡仁、冬瓜等。

适当吃些苦味食物，如苦瓜、苦笋等，可清心除烦、醒脑提神、健脾利胃、增进食欲。

如果出现头晕，也可用芳香型植物来缓解，比如新鲜的藿香叶、薄荷叶、佩兰等，煮汤或煮粥均可。

推荐食谱

豆芽鸡丝

绿豆芽 200 克，鸡胸肉 100 克，香油、盐、醋、白糖、生姜、蒜适量。生姜切成细丝，蒜捣成泥；将鸡胸肉放入锅中煮至六成熟后捞出切成丝，装盘。绿豆芽洗净，放开水锅内略烫，捞出沥干，装入盛鸡丝的盘内，用适量醋、香油、白糖、盐、姜丝、蒜泥调成汁，浇入盘内，拌匀即可。

薏仁陈皮鲤鱼汤

薏苡仁50克，陈皮5克，冬瓜250克，鲤鱼1条，瘦肉50克，生姜3片，油、盐各适量。瘦肉洗净切条，陈皮浸软，冬瓜去皮、切块；鲤鱼宰洗净，用油煎至微黄，加入少许热水，煮沸后与瘦肉、生姜、陈皮、薏苡仁一同倒入砂锅，加清水2000毫升，大火煮沸后改小火煲约1小时，再放入冬瓜煮至熟，加盐调味即可。可健脾渗湿、清热止泻。

情志养生

天气酷热，人容易心烦意乱、无精打采，因此，要做好精神调养，谨守静心的养生原则，避免遇事急躁、生气，可多想轻松愉快的事。钓鱼、绘画、书法等活动，也可以达到安定神志、调养心气的作用。

运动养生

天气闷热，运动量不宜太大，但健身还是有必要的，可以排除体内的寒湿之气，可在早晚温度稍微下降时散散步，做做强度不大的运动。少吃冷饮，尤其是平时脾胃功能不好的人和孩子，否则易出现腹痛、腹泻等症状。

专题1

三伏灸，
冬病夏治效果好

中医主张"冬病夏治"，在夏天治疗冬天多发的疾病，可以预防和减少该病在冬季发作。特别是一些慢性病，在三伏天进行艾灸，可以起到事半功倍的效果。

三伏灸的原理

① 三伏天自然界阳气最盛，此时艾灸对体内的阳气补充可以起到四两拨千斤的效果。

② 夏天天气炎热，人体新陈代谢加快，毛孔张开，艾灸的药力更容易进入体内。

③ 夏天人的精神状态更好，有利于药性的发挥，艾灸更容易达到效果。

④ 夏天艾灸，可以开窗通风，空气清新；夏季穿衣少，也便于艾灸。

哪些病适合三伏灸

① 阳气不足引起的一些顽固性疾病，主要是过敏性疾病，如支气管哮喘、过敏性鼻炎、老年慢性支气管炎，以及小孩冬天易感冒等。

② 虚寒性疾病及风湿性疾病，如胃寒、腹泻、胃痛等胃肠问题，关节类疾病（比如肩周炎、颈椎病、腰椎间盘突出、腰肌劳损等），虚寒

节气艾灸祛寒湿

性头痛，肾阳虚引起的腰痛，女性痛经、月经不调、不孕等属虚寒证，以及老年人常见的慢性骨关节病等。

此外，办公一族常见的空调病、肩颈酸痛，以及亚健康状态，也可尝试三伏灸保健治疗。

三伏灸的时间安排

分别在每年的头伏、中伏、末伏选取一天进行阶段性治疗。一般选取头伏第一天、中伏第一天和末伏第一天，时间以中午 12 点为佳。

当然，也不是说必须在这三天灸，三伏期间都可以进行艾灸。如果是要调理呼吸系统疾病，那么这三天就是最好的，因为头伏、中伏、末伏的第一天都是庚日，性属金应肺。

三伏灸一般需要坚持 3 个疗程，即连续 3 个夏天。冬季配合进行三九灸，可以巩固疗效。

哪些情况不宜三伏灸

疾病的急性发作期、发热、咽喉发炎患者，以及 1 岁以下幼儿、孕妇、肺结核患者、严重心肺功能不足者，不宜三伏灸。

三伏灸以隔姜灸最正宗

三伏灸中，"隔姜灸 + 药贴"是最传统疗法，其效果也最佳。隔姜灸加药贴可激发穴位功效，使药物成分更容易渗透到体内。

隔姜灸加药贴一般需要 30~40 分钟。其方法是，将老姜切成 1 毫米厚的片，将艾炷放在姜片上点燃，待艾炷燃尽再在皮肤上敷药。

三伏灸最有效的四大穴位

◆ 肺俞穴

阳气不足，阴寒内盛，容易影响肺的主气功能，进而患上咳嗽、哮喘等症，特别是到了冬天，由于肺直接与外界相通，阴寒之气对肺的伤害更为明显，呼吸系统疾病往往就在此时加重。对于这类问题，在三伏天进行艾灸调理是很有效的，首选穴位就是肺俞穴。

肺俞穴是肺脏经气输注之处，能调节肺脏经气，所以此穴能治疗和预防呼吸系统疾病，如支气管炎、支气管哮喘、肺炎、肺结核、感冒等。

◆ 定喘穴

定喘穴属于经外奇穴，有止咳平喘、通宣理肺的功效，是治疗哮喘的特效穴，主治支气管炎、支气管哮喘、百日咳等。

三伏天艾灸定喘穴，取其温补肺气的作用，可与肺俞穴一起艾灸，补肺效果更好。

◆ 膏肓穴

膏肓穴隶属于足太阳膀胱经，主治虚羸劳损、五劳七伤等，《备急千金要方》中说艾灸此穴可强身健体，对于体质虚弱者可扶助正气，促进健康。

◆ 心俞穴

心俞穴也同属于足太阳膀胱经，可通心脉、宁心神、调气血，主治心血管疾病、神志类病症。而心脑血管疾病通常在冬季高发，这与体内阳气不足、阴寒较重有关，三伏灸心俞穴，可有效预防此类疾病冬季复发。此外，夏季人容易心烦，艾灸心俞穴还能起到养血宁心的作用。

以上穴位，每穴每次艾条温和灸 15 分钟，每天 1 次。

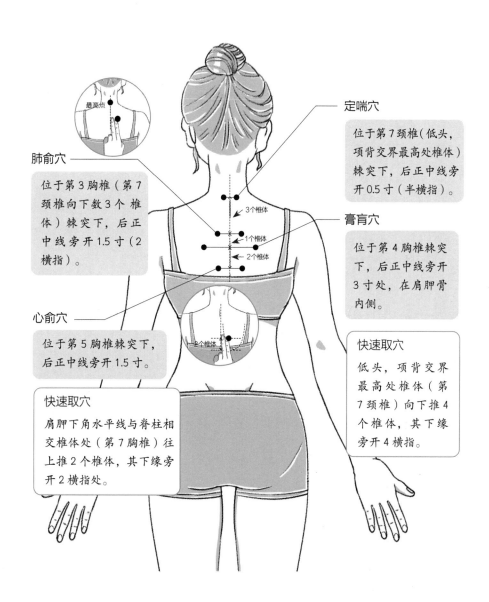

定喘穴

位于第7颈椎(低头，项背交界最高处椎体)棘突下，后正中线旁开0.5寸(半横指)。

肺俞穴

位于第3胸椎(第7颈椎向下数3个椎体)棘突下，后正中线旁开1.5寸(2横指)。

膏肓穴

位于第4胸椎棘突下，后正中线旁开3寸处，在肩胛骨内侧。

心俞穴

位于第5胸椎棘突下，后正中线旁开1.5寸。

快速取穴

肩胛下角水平线与脊柱相交椎体处(第7胸椎)往上推2个椎体，其下缘旁开2横指处。

快速取穴

低头，项背交界最高处椎体(第7颈椎)向下推4个椎体，其下缘旁开4横指。

第五章

秋季艾灸，

润燥养肺不咳嗽

立秋灸，
提升免疫防腹泻

立 秋

[宋] 刘翰

乳鸦啼散玉屏空，一枕新凉一扇风。

睡起秋声无觅处，满阶梧叶月明中。

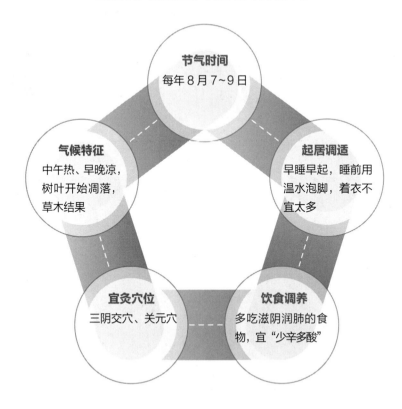

节气时间
每年8月7~9日

气候特征
中午热、早晚凉，
树叶开始凋落，
草木结果

起居调适
早睡早起，睡前用
温水泡脚，着衣不
宜太多

宜灸穴位
三阴交穴、关元穴

饮食调养
多吃滋阴润肺的食
物，宜"少辛多酸"

立秋的由来

每年公历 8 月 7～9 日，太阳到达黄经 135° 时为立秋节气。立秋是秋天的第一个节气，标志着孟秋时节的正式开始。"秋"字由"禾"与"火"字组成，是禾谷成熟的意思。《月令七十二候集解》中说："七月节，立字解见春（春即立春，也就是说，立是开始的意思）。秋，揪也，物于此而揪敛也。"立秋预示着炎热的夏天即将过去，秋天即将来临。

立秋的气候变化

到了立秋，梧桐树开始落叶，因此有"落叶知秋"的成语。立秋之后仍有一"伏"，全国大部分地区天气依然很热，还有"秋老虎"的余威，但总的趋势是天气逐渐凉爽，呈现中午热、早晚凉的特征。立秋也表示草木开始结果孕子，收获季节到了。

立秋节气灸

平衡阴阳防腹泻

立秋时节，阴阳之气由夏长转为秋收，由浮转为降，人体气血亦同，要开始为来年春夏的生长蓄积能量了。

秋天气温逐渐下降，天气开始慢慢变得干燥，皮肤逐渐致密，阳气开始藏于体内。在此季节转换时，艾灸可显著增强身体阳气，更重要的是能将夏天的阴寒湿邪驱散。

立秋艾灸可重点灸三阴交穴、关元穴。

灸三阴交穴可健脾益气、调补肝肾、养血安神、消肿除湿，可治疗脾胃虚弱、肠鸣腹胀、月经不调、遗精阳痿等；灸关元穴能培元固本、扶助阳气，可预防流感，寒性体质者尤宜艾灸此穴。

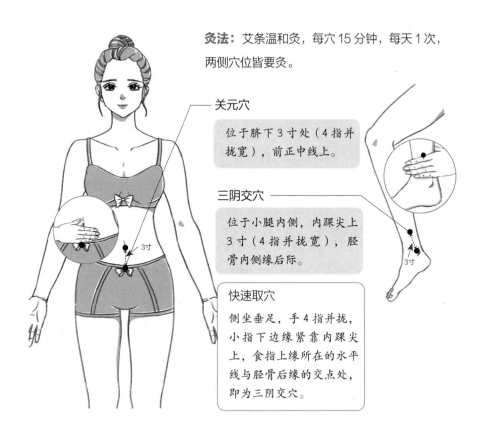

灸法：艾条温和灸，每穴15分钟，每天1次，两侧穴位皆要灸。

关元穴

位于脐下3寸处（4指并拢宽），前正中线上。

三阴交穴

位于小腿内侧，内踝尖上3寸（4指并拢宽），胫骨内侧缘后际。

快速取穴

侧坐垂足，手4指并拢，小指下边缘紧靠内踝尖上，食指上缘所在的水平线与胫骨后缘的交点处，即为三阴交穴。

立秋养生

起居养生

立秋季节天高气爽，起居应遵循"收、养"的原则，"早卧早起，与鸡俱兴"。早睡可顺应外界阳气收敛之势，使肺气得以舒展。早起对预防脑血栓等缺血性疾病发病有一定意义。晚10点左右入睡，早晨5～6点起床比较合适。睡前用温水泡脚，可助睡眠。

着衣不宜太多，否则会影响机体对气候转冷的适应能力，使人易受凉感冒。

饮食养生

长夏过后身体消耗大，脾胃多虚寒，故饮食也不宜过于寒凉，比如西瓜这种清凉消暑食物就不宜多吃了。

夏季多食生冷，易伤脾胃，使其运化水湿的功能失常，再加上天气炎热，湿热积聚体内，此时也可适当食用一些具有健脾清热利湿的食物，如小米、薏苡仁、白扁豆、砂仁等，可助体内湿热之邪排出。

秋季燥气上升，易伤津液，因此，立秋后饮食上应以滋阴润肺为宜，少食辛辣煎炸类食物，多食用一些滋阴润肺的食物。如芝麻、糯米、粳米、蜂蜜、枇杷、菠萝、梨、藕、乳制品，以益肺生津。很多在夏天食欲比较差的人，此时食欲逐渐好转，但此时人的胃肠功能较弱，还没有调理过来，不要多吃肉类等高蛋白的食物，以免增加肠胃负担。

立秋饮食可"少辛多酸"，因为辛辣食品向来伤肺伤胃，秋天属金，可多吃白色食物以润肺，比如百合、藕、白萝卜、白果等。立秋后在饮食上要增酸，以增强肝脏功能，比如苹果、葡萄、山楂、柚子等偏酸、多汁水果。

推荐食谱

蚕豆炖牛肉

鲜蚕豆或水发蚕豆120克，牛肉250克，盐少许适量。牛肉切小块，先在水锅内氽一下，捞出沥水；在砂锅内放入适量水，待水温和时，牛肉入锅，炖至六成熟，将蚕豆入锅，开锅后改小火，放盐煨炖至肉和豆熟透。可健脾利湿、补虚强体。

陈皮莲藕绿豆猪骨汤

猪胫骨850克，绿豆60克，莲藕500克，姜5克，陈皮2克，盐适量。绿豆提前一夜浸泡，第二天加上陈皮一起泡洗干净。猪胫骨洗净，冷水下锅，水开后焯去沫。莲藕切块。将全部食材放入煲中，加水煮沸后转小火煲1小时左右即可食用。可健脾理气、清热利湿。

运动养生

立秋后，外界湿热仍没有完全消退，运动量不宜过大，活动不宜过于剧烈，最好选择早晚进行锻炼，可选择轻松平缓的有氧运动项目，比如快走、散步、慢跑、游泳、自行车，以防出汗过多，阳气耗损。

情志养生

立秋是自然界由阳盛逐渐转为阴盛之时，也是人体阴阳代谢出现阳消阴长的过渡时期。此时的精神调养要做到内心宁静、神志安宁、心情舒畅，切忌悲忧伤感，遇到伤感之事，应主动排解，以适应秋天容平之气。

处暑灸，
阴气渐盛要养阳

咏廿四气诗·处暑七月中

[唐]元稹

向来鹰祭鸟，渐觉白藏深。叶下空惊吹，天高不见心。

气收禾黍熟，风静草虫吟。缓酌樽中酒，容调膝上琴。

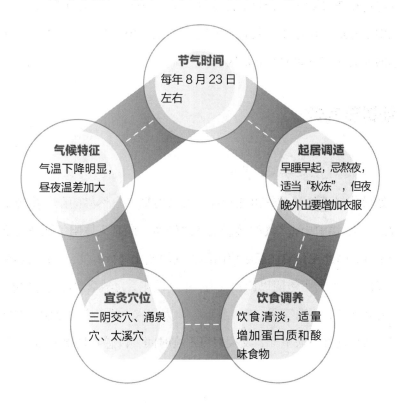

节气时间
每年8月23日
左右

起居调适
早睡早起，忌熬夜，
适当"秋冻"，但夜
晚外出要增加衣服

气候特征
气温下降明显，
昼夜温差加大

饮食调养
饮食清淡，适量
增加蛋白质和酸
味食物

宜灸穴位
三阴交穴、涌泉
穴、太溪穴

处暑的由来

处暑在每年 8 月 23 日左右，此时太阳到达黄经 150°。《月令七十二候集解》中说："处，去也，暑气至此而止矣。"处暑即"夏天暑热正式终止"的意思。虽然在节气意义上秋季已经来临，早晚已有些浓重的凉意，但夏天的暑气并未完全退去。处暑既不同于小暑、大暑节气，也不同于小寒、大寒节气，它是气温由炎热向寒冷过渡的节气，自然界的阳气趋向收敛，人体内阴阳之气的盛衰也随之转换。

处暑的气候变化

处暑时节，虽然在我国东部和南部地区，以及新疆塔里木盆地日平均气温仍在 20℃以上，但这时冷空气南下次数增多，气温下降逐渐明显。长江中下游地区往往还有秋老虎天气，持续到 10 月以后。此时真正进入秋季的大概只有东北和西北地区。

处暑节气灸

养护阳气，为冬季储备能量

处暑节气正处在天气由热转凉的交替时期，自然界的阳气由疏泄趋向收敛，人体内阴阳之气的盛衰也随之转换。此时人体阳气从旺盛之处慢慢下降，因此尤其要注意顺应阴阳之气的变化进行养生，"春夏养阳、秋冬养阴"，此时可滋阴以调和气血、平衡阴阳，为冬季储备足够的能量。

处暑艾灸，可选三阴交穴、涌泉穴、太溪穴。此三穴为滋阴的要穴，这三个穴位均在下肢下部，艾灸时可不拘时间，以感到热感上蹿为度。

节气艾灸祛寒湿

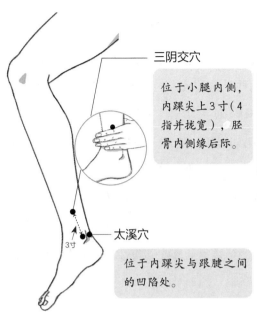

三阴交穴

位于小腿内侧，内踝尖上3寸（4指并拢宽），胫骨内侧缘后际。

快速取穴

侧坐垂足，手4指并拢，小指下边缘紧靠内踝尖上，食指上缘所在的水平线与胫骨后缘的交点处，即为三阴交穴。

太溪穴

位于内踝尖与跟腱之间的凹陷处。

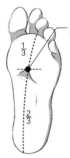

涌泉穴

位于足底部，卷足时足前部凹陷处，约当足底第2、3趾缝纹头端与足跟连线的前1/3与后2/3交点处。

灸法： 采用艾条温和灸，每穴15分钟，或以热感上蹿为度。每天1次。

处暑养生

起居养生

秋季到来，人体虽然进入休整阶段，但也会出现各种不适，容易产生疲惫感，不少人清晨醒来还想再睡，也就是"秋乏"。想要在初秋有好精神，需要改变夏季晚睡的习惯，尽量每天多睡1个小时，忌熬夜，因为熬夜会增加伤阴。

处暑时节不宜急于增加衣服，适当"秋冻"有助于收敛阳气，但夜晚外出时要增加衣服，以保护体内阳气。

饮食养生

处暑时节饮食养生与立秋相似，宜"少辛多酸"，可多吃山楂、葡萄、苹果、柚子等酸味食物，而西瓜这类较寒的水果，则要少吃或不吃；少辛，是因为辛味之物有发散作用，使人体出汗而伤阳，故饮食宜清淡，少吃或不吃辛辣烧烤类食物，比如辣椒、生姜、花椒、葱、桂皮、酒等燥热食物容易加重秋燥，应少食或不食。此时可适量增加蛋白质的摄入，多吃些鸡蛋、瘦肉、鱼、乳制品和豆制品等，以提高人体的抵抗力。

此时，因夏季过食寒凉之物伤脾，可适当多吃有健脾功效的食物，如山药、薏苡仁、莲子、白扁豆、冬瓜等。多吃新鲜蔬菜水果，多喝水，以克秋燥之气。

推荐食谱

薏仁扁豆粥

薏苡仁50克，炒白扁豆15克，山楂15克，红糖适量。将薏苡仁、炒白扁豆、山楂洗净放入锅内，一起加水熬煮成粥，再加一些红糖即可。可健脾化湿、消食化积。

山药老鸭煲

鸭半只，山药500克，葱段、姜片、大料、料酒、盐各适量。鸭洗净切块，焯水后，冷水下锅煮，加入姜片、葱段、大料、料酒，大火煮沸后改小火煮40分钟，待汤表面浮出油花后，放入山药煮至酥软，再加入盐调味即可。可滋阴养肺。

运动养生

处暑之后，秋高气爽，是畅游郊野迎秋赏景的好时节。此时运动时间以早晚为好，中午气温偏高，不宜室外运动。运动时不宜太过剧烈，以免出汗太多而耗伤阴液，同时要注意及时补充水分。可以选择登山、散步、慢跑、游泳、健身操等运动方式，不要太剧烈，避免伤筋。

简单运动有助于平静情绪，解除秋乏，也能将夏末秋初藏在身体里的湿气引出，减少湿疹等皮肤问题的发生。

精神调养

秋季本是萧条之季，在五脏为肺，在五行属金。金旺克木，肝属木，故肝气易郁结，人容易产生悲伤情绪，不利于健康。因此，在精神调养上，要注重保持积极乐观的心态，多与自然亲近，多做深呼吸，以宣肺气，防止金克木。平常可多听听音乐、练习书法，安排一些能安神定志的活动。

白露灸，
润肺化燥不咳嗽

白 露

[唐] 杜甫

白露团甘子，清晨散马蹄。圃开连石树，船渡入江溪。

凭几看鱼乐，回鞭急鸟栖。渐知秋实美，幽径恐多蹊。

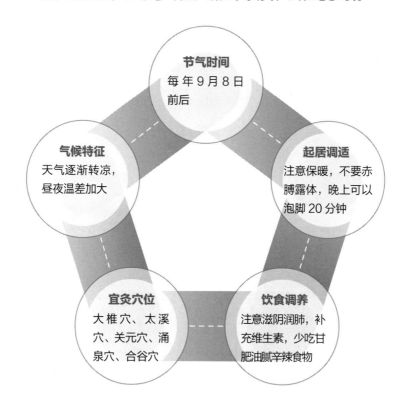

节气时间
每年9月8日前后

气候特征
天气逐渐转凉，昼夜温差加大

起居调适
注意保暖，不要赤膊露体，晚上可以泡脚20分钟

宜灸穴位
大椎穴、太溪穴、关元穴、涌泉穴、合谷穴

饮食调养
注意滋阴润肺，补充维生素，少吃甘肥油腻辛辣食物

节气艾灸祛寒湿

白露的由来

每年 9 月 8 日前后太阳到达黄经 165° 时为白露节气。"白露"反映了自然界的气温变化。《月令七十二候集解》对"白露"的解释是："水土湿气凝而为露，秋属金，金色白，白者露之色，而气始寒也。"

此时天气逐渐转凉，白昼尚热，然而太阳一落山，气温便很快下降，至夜间空气中的水汽便遇冷凝结成细小的水滴，非常密集地附着在花草树木的绿色茎叶或花瓣上，呈白色，尤其是经早晨的太阳光照射，看上去更加晶莹剔透、洁白无瑕，因而得"白露"美名。

白露的气候变化

进入白露，提示天气已经转凉，人们会明显地感觉到炎热的夏天已过，凉爽的秋天已经到来了。此时白天的温度虽然仍可高达 30℃ 以上，但是夜晚降临，气温很快就会下降，昼夜温差较大。

白露节气灸

润肺化燥，预防秋季咳嗽

白露时节燥气渐盛，与风相合形成风燥之邪，风燥首先侵袭肺及肺所主之地（皮毛、鼻窍等）。燥邪还会耗气伤阴，阴虚者可见咽干、口干、鼻干等。此时，人易患支气管哮喘、肠胃疾病、心脑血管疾病、感冒等疾病，在此节气前后坚持艾灸调理，可宣肺理气、化痰定喘、疏散外邪，能有效预防此类疾病。

白露节气艾灸可选大椎穴、太溪穴、关元穴、涌泉穴、合谷穴，可疏风散寒、调节阴阳，增强机体免疫力。

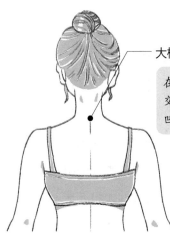

大椎穴

在第 7 颈椎（低头，项背交界最高处椎体）棘突下凹陷中，后正中线上。

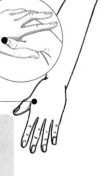

合谷穴

位于手背，第 1、第 2 掌骨间，当第 2 掌骨桡侧的中点处。

涌泉穴

位于足底部，卷足时足前部凹陷处，约当足底第 2、3 趾缝纹头端与足跟连线的前 1/3 与后 2/3 交点处。

快速取穴

以一手的拇指指间关节横纹放置在另一手拇指、食指之间的指蹼缘上，拇指尖下即是此穴。

太溪穴

位于内踝尖与跟腱之间的凹陷处。

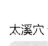

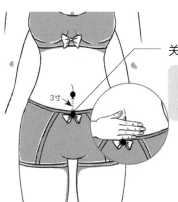

关元穴

位于脐下 3 寸处（4 指并拢宽），前正中线上。

3寸

灸法：采用艾条温和灸，每穴 15 分钟。每天 1 次。

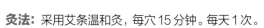

节气艾灸祛寒湿

白露养生

起居养生

到了白露节气，阴气逐渐加重，这也是出现白露的原因。过了白露节气，天气渐渐转凉，暑气渐渐消失殆尽，气温下降速度逐渐加快，此时应注意保暖，俗语说"白露身不露，寒露脚不露"，就是告诫人们到了白露节气就不要再赤膊露体，否则容易着凉。

天气渐凉，不少人会出现手脚冰冷的情况，或者是四肢发冷、乏力等症状，每天晚上可以坚持泡脚 20 分钟。

另外，此时黑夜渐渐变长，天人相应，故应注意早睡早起，因为秋睡也是秋季养生的关键。

饮食养生

秋季应肺，因此白露时节要注意养肺。但肺喜润恶燥，所以此时不能一味进补，饮食以清淡、易消化且富含维生素为主。

秋燥伤人，容易耗人津液，因此常会出现口咽干苦、大便干结、皮肤干裂的现象，要注意滋阴润肺，多吃些梨、银耳、蜂蜜、百合、枸杞子、萝卜、豆制品等，另外，应少吃鱼虾海鲜、生冷食物、腌制食物和甘肥油腻食物，少吃辛辣食物，以免生燥，加重便干、皮肤干燥发痒等症状。

黄色蔬菜如南瓜、胡萝卜及绿叶蔬菜能补充维生素，可适当多吃。

推荐食谱

莲子百合煲

莲子、百合各 30 克，瘦肉 200 克，盐适量。莲子、百合用清水浸泡 30 分钟；瘦肉洗净切片，置于凉水锅中烧开焯一下捞出。锅内重新放入清水，将莲子、百合、瘦肉一同入锅，加水煲熟，最后加盐调味。可清润肺燥、止咳。慢性支气管炎患者食用最为适宜。

柚子鸡

柚子1个，公鸡1只，盐适量。公鸡处理干净，柚子去皮留肉。将柚子放入鸡腹内，再上锅蒸熟，出锅时加入盐调味。可补肺益气、化痰止咳。

运动养生

白露之后是一年中锻炼身体的好季节，但应量力而行并持之以恒。老年人可散步、慢跑、打太极拳等；中青年人可跑步、打球、跳舞、爬山等。

精神调养

进入秋季后人容易出现低沉甚至抑郁的情绪，应注意调整身心，保持心情愉快。大笑是一种消除抑郁最简单的方式，大笑可以使肺吸入足量的清气，呼出浊气，加速血脉运行，使心肺气血调和。常笑还能使胸肌伸展，增加肺活量。

秋分灸，
增强秋冬抗寒力

秋分前三日偶成

[宋]释文珦

秋光几一半，在候已无雷。颢气凝为露，嘉禾秀出胎。

燕衔余暑去，虫唤嫩寒来。泡影非能久，流光又苦催。

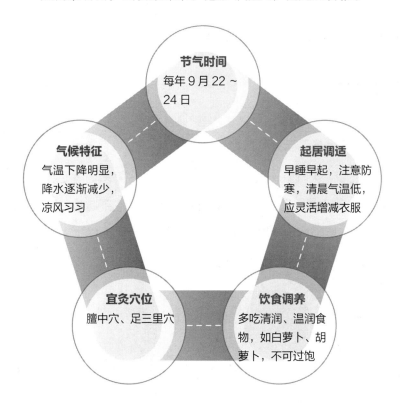

节气时间
每年9月22～24日

气候特征
气温下降明显，降水逐渐减少，凉风习习

起居调适
早睡早起，注意防寒，清晨气温低，应灵活增减衣服

宜灸穴位
膻中穴、足三里穴

饮食调养
多吃清润、温润食物，如白萝卜、胡萝卜，不可过饱

秋分的由来

秋分节气一般为每年公历9月22~24日。秋分三候:一候雷始收声;二候蛰虫坯户(藏入穴中);三候水始涸(降雨减少,天气干燥)。《春秋繁露·阴阳出入上下篇》说:"秋分者,阴阳相半也,故昼夜均而寒暑平。"秋分的"分"为"半"的意思。秋分这天太阳到达黄经180°(秋分点),几乎直射地球赤道,全球各地除两极外昼夜等长。秋分过后北半球夜愈长日愈短。

秋分的气候变化

秋分后太阳光直射的位置移至南半球,北半球气温下降的速度明显加快,降水也逐渐减少。我国大部分地方气温下降快速而明显,凉风习习,真正进入"一场秋雨一场寒"的阶段。

秋分节气灸

扶助阳气,增强秋冬抵抗力

秋分过后,天气逐渐转凉,阴气上升,许多阴寒证有了抬头趋势,此时进行艾灸可以扶助阳气,提高机体免疫力,起到防病保健的作用。比如,反复呼吸道感染、慢性支气管炎、哮喘、慢性咽炎、过敏性鼻炎、虚寒性胃肠病、虚寒性腰腿痛、肩周炎、风湿性关节炎、类风湿关节炎、冻疮等患者。

增强秋冬抗寒力,艾灸可选膻中穴、足三里穴。

膻中穴也称为中丹田,八会穴之一,"气会膻中"。艾灸膻中穴可疏通经气、温脉,加上大椎穴(见第9页)效果更好。此法能促进睡眠、预防呼吸道疾病的发作。

灸足三里穴可温补脾胃，兼温肾阳、助肺气，适合脾胃虚寒的患者，包括免疫功能低下、虚寒性胃肠病患者。

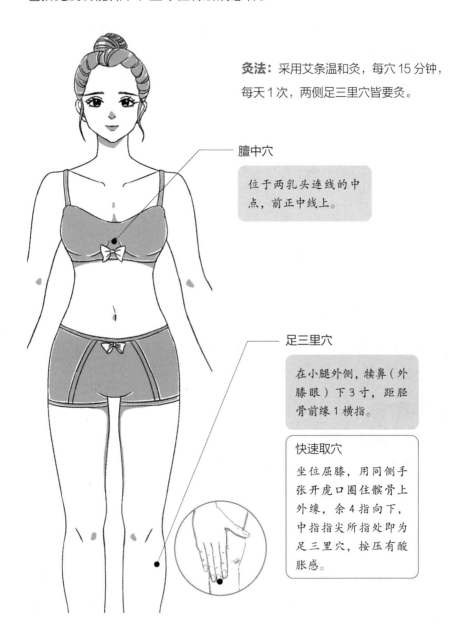

灸法： 采用艾条温和灸，每穴 15 分钟，每天 1 次，两侧足三里穴皆要灸。

膻中穴

位于两乳头连线的中点，前正中线上。

足三里穴

在小腿外侧，犊鼻（外膝眼）下 3 寸，距胫骨前缘 1 横指。

快速取穴

坐位屈膝，用同侧手张开虎口圈住髌骨上外缘，余 4 指向下，中指指尖所指处即为足三里穴，按压有酸胀感。

秋分养生

起居养生

秋季昼夜温差大，邪气易入体，要养成早睡早起的好习惯，以提高机体免疫力。秋季夜愈深，寒气愈重，寒气很容易入侵体内，造成腰腿疼痛，还会导致习惯性的秋季咳嗽，除了艾灸预防外，还应根据户外的气温变化增减衣服。

民间有"春捂秋冻、不生杂病"的说法，秋天有"薄衣御寒"的养生之道，但不适于体质虚弱者和老人、儿童。

饮食养生

秋分时节天气也燥，但它不同于白露的燥，白露的燥是温燥，而秋分的燥是凉燥。燥伤肺，因此，在饮食方面要注意多吃一些清润、温润的食物，如白鸭肉、芝麻、核桃、百合、鲜山药、藕、梨等。

秋分时节仍要"少辛多酸"，但可适当吃些辛酸、甘润或具有降肺气功效的果蔬，如白萝卜、胡萝卜。

推荐食谱

太子参百合炖瘦肉

太子参、百合各15克，猪瘦肉150克，盐少许。太子参、百合泡软，猪瘦肉洗净焯水后捞出切块，与太子参、百合一起放入锅内，加水适量，大火煮沸后改小火煲1小时，加盐。可清润肺燥、益肺生津。

胡萝卜玉米排骨汤

排骨750克，胡萝卜2根，玉米1根，葱段、姜末、料酒、盐、油各适量。排骨洗净剁成块，胡萝卜洗净去皮切成滚刀块，玉米洗净切成四小段。将排骨用水焯后沥干；锅内加油，下葱段和姜末爆香，加入排骨翻炒片刻，加少许料酒，加水，大火煮沸后改小火煲 1 小时，加玉米煲 10 分钟，最后加入胡萝卜继续煲 10 分钟，加盐调味。可健脾清热。

运动养生

秋季养生，应以"收"为主，运动宜选择轻松平缓、活动量不大的项目，如登山、步行、打太极拳、骑自行车、跳舞等。

秋季运动有三防：一防出汗太多受凉感冒；二防运动损伤，因为气温下降，准备活动不足，易受伤；三防运动过度，此时阴精阳气处于收敛内养阶段，过度运动则伤阴耗阳。

精神调养

秋分时节气候干燥，气温降低，人难免情绪低落，要注意培养乐观情绪，保持神志安宁，避肃杀之气，收敛神气，适应秋天容平之气。

中医有"常笑宣肺"一说。不同程度的笑对呼吸器官、胸腔、内脏、肌肉等有调节作用。

寒露灸，
润燥养肺壮脾胃

咏廿四气诗·寒露九月节

[唐]元稹

寒露惊秋晚，朝看菊渐黄。千家风扫叶，万里雁随阳。

化蛤悲群鸟，收田畏早霜。因知松柏志，冬夏色苍苍。

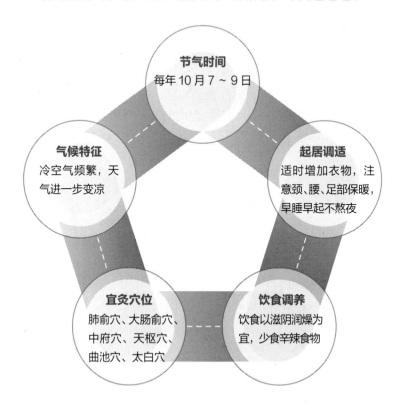

节气时间
每年10月7～9日

气候特征
冷空气频繁，天气进一步变凉

起居调适
适时增加衣物，注意颈、腰、足部保暖，早睡早起不熬夜

宜灸穴位
肺俞穴、大肠俞穴、中府穴、天枢穴、曲池穴、太白穴

饮食调养
饮食以滋阴润燥为宜，少食辛辣食物

节气艾灸祛寒湿

寒露的由来

寒露在每年公历 10 月 7 ～ 9 日，太阳到达黄经 195°。寒露是一个反映气候变化特征的节气，《月令七十二候集解》中说："九月节，露气寒冷，将凝结也。"与白露相比，寒露气温又下降了很多，地面的露水更冷、更多，更容易成为冻露，因此称为寒露。寒露表示秋季正式结束。

寒露的气候变化

寒露期间，人们可以明显感觉到季节的变化，昼暖夜凉，白天往往秋高气爽，但气温降得快，北方地区通常一场较强的冷空气带来的秋风、秋雨，温度就可下降 10℃左右。在南方大部分地区，天气明显变凉。东北地区则已进入深秋末尾，个别地区已可见到零星的雪花了。

寒露节气灸

收敛肺气

寒露以后，秋风肃杀，南方还会秋雨绵绵，须防止寒邪伤人。秋之气应肺，这个时候好好顾护肺，对防治呼吸系统疾病很重要，此时可以常灸肺经、大肠经、督脉等经络上的穴位，如肺俞穴、大肠俞穴、中府穴、天枢穴（大肠募穴）、曲池穴等，以使肺能很好地发挥"收"之道。

理气和胃，保持旺盛精神

寒露时节天气渐寒，阴寒之气更盛，腹部常易着凉，导致消化系统问题，素来脾胃功能差的人，可以加灸脾经的原穴太白穴，能健脾化湿、理气和胃，对这一季节常见的乏力犯懒、精神不振、食欲缺乏等有调理作用。

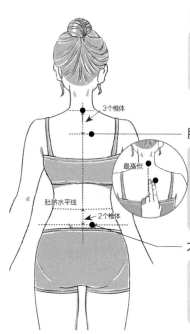

曲池穴

位于肘横纹外侧端，屈肘成直角，当肘横纹终点（尺泽穴）与肱骨外上髁连线的中点。

肺俞穴

位于第3胸椎［低头，项背交界最高处椎体（第7颈椎）向下推3个椎体］棘突下，后正中线旁开1.5寸（2横指）。

大肠俞穴

位于第4腰椎［肚脐水平线与后正中线交点（第2腰椎）向下推2个椎体］棘突下，后正中线旁开1.5寸（2横指）。

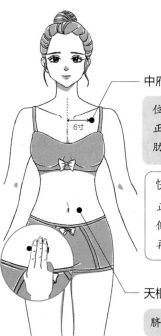

中府穴

位于胸前壁的外上方，前正中线旁开6寸，平第1肋间隙处。

快速取穴

正立，双手叉腰，锁骨外侧端下方有一凹陷，该处再向下1横指即是。

天枢穴

脐中旁开2寸（3横指）。

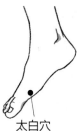

太白穴

位于脚内侧，第1跖趾关节后下方赤白肉际凹陷处。

快速取穴

足大趾与足掌所构成的关节后下方，足掌背交界线凹陷处即是。

灸法： 艾条温和灸，每穴 15 分钟。先灸背部肺俞穴、大肠俞穴，再灸胸部中府穴、腹部天枢穴，然后灸手部曲池穴，最后灸足部太白穴。每穴每次 5~7 壮，也可用艾灸盒一次多灸几个穴位。

寒露养生

起居养生

寒露过后天气由凉转寒，这时候要适时增加衣物，以防寒邪侵袭。特别是要注意颈部、腰部、足部的保暖，"寒露脚不露"。

寒露前后是哮喘病高发季节，气温降低对哮喘有诱发作用。当有冷空气经过时，要提早预防，早晚出门最好戴口罩，以减少冷空气对呼吸道的直接刺激。

秋季较干燥，空气中浮尘增多，家中的宠物也开始换毛，这些都容易诱发过敏，要引起重视。

秋季干燥，还要注意护肤，以免皮肤干燥而瘙痒。

早睡早起，不要熬夜，避免被秋"金"所刑，更有利于阳气的收敛。

饮食养生

寒露时节的饮食调养应在平衡饮食五味的基础上，适当多食甘淡滋润的食品，既可补脾胃，又能养肺润肠，还可防治咽干口燥等症。应多食用芝麻、糯米、粳米、蜂蜜、乳制品等性质柔润的食物，山药、萝卜、冬瓜、藕、银耳等蔬菜，梨、枇杷、香蕉等水果；少食辛辣食物，如辣椒、生姜、葱、蒜等，以免耗伤人体阴精，使气不能收敛。

山药胡萝卜炖羊肉

羊腩500克，胡萝卜200克，山药300克，羊骨汤1000毫升，生姜、盐、糖、胡椒粉各少许。将羊腩切块余水，胡萝卜洗净切块，山药洗净切块，姜切片待用。净锅上火，放入羊骨汤、姜片、胡萝卜、山药、羊腩，大火烧开转小火炖45分钟，调味即成。可滋阴潜阳。

黄精鸡翅

黄精30克，鸡翅中10个，大豆30克，核桃仁、海带各30克，调味品适量。黄精用冷水泡发4个小时，放入砂锅内，加适量清水熬取汁液；大豆洗净浸泡一夜，海带洗净泡发、切成条。鸡翅下锅，放入黄精汁、大豆、海带、核桃仁和调味品，加盖煮30分钟。可健脾润肺、滋阴益精。

运动养生

寒露时节，很适宜锻炼。此时人体阴精阳气正处在收敛内养阶段，所以运动量不宜过大，宜选择轻松平缓、活动量不大的运动，比如慢跑、登山、散步等。运动中要注意补水，还要避免损伤，因为低温会使血管收缩，伸展度降低，关节的活动幅度减小。

户外运动应根据气温变化增减衣服。锻炼时不宜一下脱得太多，应待身体发热后再脱下过多的衣服。

精神调养

气候渐冷，落叶满街，容易引发人的凄凉之感，所以此时要特别注意保持良好的心态，要像此时自然界的万物一样把欲望尽量收起来，对人对己不要过于苛刻，心情才会平静，恬静自然。

霜降灸，
周身温暖好过冬

咏廿四气诗·霜降九月中

[唐]元稹

风卷清云尽，空天万里霜。野豺先祭月，仙菊遇重阳。

秋色悲疏木，鸿鸣忆故乡。谁知一樽酒，能使百秋亡。

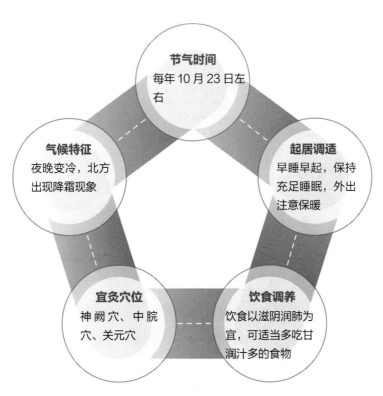

节气时间
每年 10 月 23 日左右

气候特征
夜晚变冷，北方出现降霜现象

起居调适
早睡早起，保持充足睡眠，外出注意保暖

宜灸穴位
神阙穴、中脘穴、关元穴

饮食调养
饮食以滋阴润肺为宜，可适当多吃甘润汁多的食物

霜降的由来

每年的10月23日左右太阳到达黄经210°时为霜降节气。"霜降"含有天气渐冷、初霜出现的意思，也是秋季最后一个节气。《月令七十二候集解》说："九月中，气肃而凝，露结为霜矣。"

我国古代将霜降分为三候："一候豺乃祭兽，二候草木黄落，三候蛰虫咸俯。"是说此时豺狼将猎物先陈列后食用，树叶枯黄掉落，蛰虫在洞中不动不食，进入冬眠状态。

霜降意味着冬天的开始，此时，黄河流域已出现白霜，树叶枯黄，片片凋落，冬天的气息渐渐浓烈起来。

霜降的气候变化

霜降是秋季到冬季的过渡节气，夜晚地面热量散失非常快，空气中的水蒸气在地面或者近地植物上直接凝结成冰针。东北北部、内蒙古东部和西北大部平均气温已在0℃以下，土壤冻结，作物停止生长，进入越冬期。在华南南部，此时还见不到霜，但冬天的气息已然扑面而来。

霜降节气灸

暖身强身，提升肠胃功能

霜降时节，在北方寒意已经颇为明显了，此时很容易出现脾胃受寒凉而腹泻的情况。体质虚弱的人，即便是没有受寒，在此时节，也很容易出现胃肠功能紊乱等问题，可以用艾灸的方式来缓解和预防。

艾灸穴位可选神阙穴、中脘穴，也可同时加灸关元穴，不仅可补阳防寒，让人元气满满，还能让整个身体快速温暖起来，对此时高发的消

节气艾灸祛寒湿

化系统疾病、心血管疾病均有预防和治疗作用。

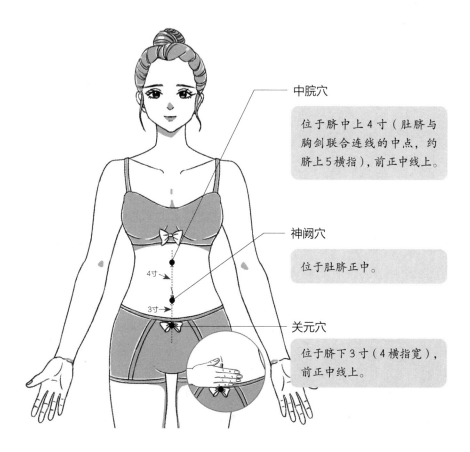

中脘穴

位于脐中上4寸（肚脐与胸剑联合连线的中点，约脐上5横指），前正中线上。

神阙穴

位于肚脐正中。

4寸

3寸

关元穴

位于脐下3寸（4横指宽），前正中线上。

灸法：艾条温和灸，每穴15分钟，或艾炷灸，每穴每次5~7壮，三穴可同时用艾炷灸。以腹部温热舒适为度。受凉腹痛时，艾灸可迅速止痛。

▍霜降养生

起居养生

霜降期间，日常起居要做到早睡早起，夜里入睡时盖好被子，尤其要注意腹部和脚的保暖。外出时要根据天气变化合理穿衣，以免身体被寒气所伤。

可每天晚上用热水泡脚，可促进血液循环，祛除体内寒邪，缓解疲劳。

饮食养生

霜降之时，气温渐低，人体易受到寒冷刺激，致使胃肠蠕动的正常规律受到影响，引发功能紊乱。因此，要特别注意防寒保暖，保护肠胃。

但霜降之时仍是燥邪当令，饮食以滋阴润肺为宜，不宜大补，可适当多吃甘润汁多的食物，如梨、柚子、甘蔗等水果，胡萝卜、冬瓜、银耳、莲藕及豆类制品。尤其是银耳、芝麻、蜂蜜等可润肺生津，可防止口干、皮肤粗糙、大便干结等秋燥症状。

推荐食谱

猴头菇鸡汤

猴头菇 3 朵，鸡半只，火腿 5 片，枸杞子、生姜片、盐、料酒各适量。猴头菇用温水泡开洗净。鸡剁成块，放入冷水锅中加两片姜、少许料酒，煮开后捞出冲洗干净，与火腿、猴头菇和姜片一起放进砂锅，加冷水炖 1.5小时，加枸杞子再炖 10 分钟，加盐调味即可。可补脾益气助消化。脾胃虚弱、消化不良、食欲不振者可每周食用 2 次。

萝卜排骨汤

排骨、白萝卜各 750 克，香葱、香菜、姜、盐、料酒各适量。白萝卜去皮切滚刀块，排骨洗净焯水后沥干，香葱、香菜切段，姜切片。炖锅中放入冷水，加排骨、白萝卜、一勺料酒、姜片，小火炖 2 小时，加盐并撒上香菜、香葱段。可健脾开胃。

运动养生

霜降前后天气比较寒凉，需要进行适当的运动锻炼，有助于提高机体对外部环境的适应能力，提高心血管系统功能，为入冬做好准备。

秋季气候比较干燥，应选择舒缓、运动量不大的锻炼项目，如慢跑、散步、登山、广播体操、健美操、五禽戏、球类运动等。每次运动前都要做好准备活动，运动时间不可过长，以微汗为宜。锻炼结束后应充分休息。

精神调养

霜降时节，秋风秋雨，花木凋零，自然界一片萧条之景，人容易产生悲秋、凄凉之感，因此，需注重调养好精神，培养不以物喜、不以己悲、乐观向上、开朗豁达的心态，可经常参加一些有益身心健康的娱乐活动，比如唱歌、跳舞等。

第六章

冬季艾灸，

固好阳气 强身体

立冬灸，
温补肾阳赛进补

立冬

[唐] 李白

冻笔新诗懒写，寒炉美酒时温。

醉看墨花月白，恍疑雪满前村。

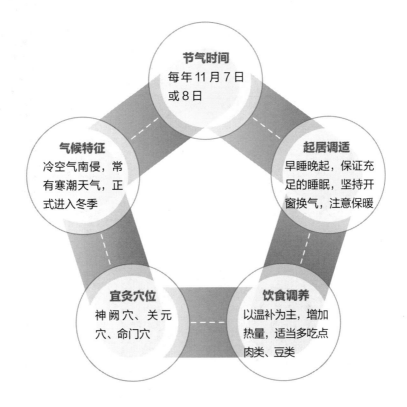

节气时间
每年 11 月 7 日
或 8 日

起居调适
早睡晚起，保证充足的睡眠，坚持开窗换气，注意保暖

饮食调养
以温补为主，增加热量，适当多吃点肉类、豆类

宜灸穴位
神阙穴、关元穴、命门穴

气候特征
冷空气南侵，常有寒潮天气，正式进入冬季

节气艾灸祛寒湿

立冬的由来

每年的 11 月 7 日或 8 日太阳到达黄经 225° 时为立冬节气。古代人们常把立冬当做冬季的开始，《月令七十二候集解》中说"立，建始也"，又说"冬，终也，万物收藏也"，立冬不仅仅是代表着冬天的到来，还代表着万物收藏、躲避寒冷的意思。立冬之后，会有寒潮出现，气温下降，对人的身体和农作物都有很大的影响。

立冬的气候变化

立冬时节，北半球获得的太阳辐射量越来越少，由于此时地表贮存的热量还有一定的剩余，所以一般还不太冷。晴朗无风之时，常有温暖舒适的"小阳春"天气。但是，这时北方冷空气已具有较强的势力，常频频南侵，有时形成大风、降温并伴有雨雪的寒潮天气。东北地区大地封冻，农林作物进入越冬期。

立冬节气灸

温补肾阳，从根本上提升身体免疫力

立冬后万物潜伏闭藏，人体的阳气也随着自然界的转化而潜藏于内。立冬后应顺应自然界闭藏之规律，以敛阴护阳为根本。而艾灸可顾护阳气、扶正固本，从而提升机体免疫机能，增强抗病能力。艾灸穴位可选神阙穴、关元穴、命门穴。

神阙穴为人之生命根蒂，灸之可温阳散寒、温经逐痹、行气活血、祛湿通络、回阳固脱、扶阳培元，还可预防感冒，提高抵抗力。各类慢性病患者也可常艾灸此穴。

关元穴是保健要穴，可培肾固本、调气回阳。借助艾灸，可温通经络、行气活血、补益阳气，使肾中精气旺盛。妇科炎症、男性性功能障碍等都可艾灸关元穴。

命门穴内含有真阳、真阴，五脏六腑以及整个人体的生命活动都由它激发和主持，尤其对两性生殖功能有重要影响。立冬时节艾灸此穴可及时补充阳气，为身体在整个冬季提供强大力量以保障来年身体健康。

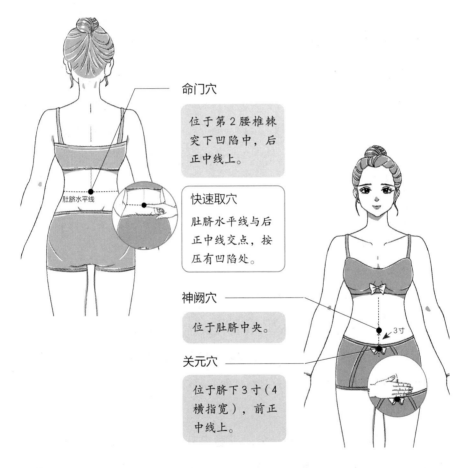

肚脐水平线

命门穴

位于第 2 腰椎棘突下四陷中，后正中线上。

快速取穴

肚脐水平线与后正中线交点，按压有凹陷处。

神阙穴

位于肚脐中央。

关元穴

位于脐下 3 寸（4横指宽），前正中线上。

3寸

灸法： 命门穴和神阙穴用艾条温灸 15~20 分钟，或艾炷隔姜灸 15 分，以增强温阳效果。关元穴可直接艾条温和灸 15 分钟。

立冬养生

起居养生

冬季阴气极盛，此时人体的阳气也潜藏于内，新陈代谢也处于相对缓慢的水平，因此饮食、起居、运动、精神等都应据此特点进行调养。

《黄帝内经·素问·四季调神大论》："冬三月……早卧晚起，必待日光……去寒就温，无泄皮肤……养藏之道也。逆之则伤肾，春为痿厥……"即冬季养生，贵在养"藏"。所以入冬以后要早睡晚起，保证充足的睡眠。早睡可以养阳气，起床时间以太阳出来以后为宜（尤其是老年人），有利于阳气潜藏、阴精蓄积。

注意开窗换气，保持室内空气流动。做好保暖以免耗阳气，尤其要注意头部、背部、脚部的保暖。

饮食养生

人类虽没有冬眠之说，但民间却有立冬进补的习俗，饮食上应以温补为主，滋阴潜阳、增加热量，可适当多吃点肉类、豆类，还要多吃新鲜蔬菜、水果。龙眼肉、山药、大枣等温热之品有助机体抵御寒冷，可适量食用。机体虚寒者可适当选用黄芪、党参等比较温和的补气药与肉类一同煲汤食用，但不可盲目进补，特别是老年人，高脂肪、高热量的食物不能摄入太多，以免诱发高血压、冠心病。

推荐食谱

泥鳅豆腐汤

泥鳅 3 条，豆腐 150 克，姜、葱、油、盐、油各适量。豆腐切块；泥鳅去内脏后洗净，过沸水中汆一下。葱、姜在油锅中炒出香味后，倒入泥鳅翻炒一小会儿，加适量清水，再加入豆腐，大火煮沸后改小火煲15分钟，加少许盐调味即可。可补益脾肾、补益元气、改善贫血。

胡萝卜羊肉汤

胡萝卜200克，羊肉250克，生姜3片，料酒、盐各适量。羊肉洗净切块，加料酒焯水后沥干，与生姜一起放入砂锅中，加适量清水，大火煮沸后改小火煲1小时，放入胡萝卜继续煲约20分钟，加少许盐调味即可。可温中健脾、抵御寒冷。

运动调养

立冬后昼短夜长，天气逐渐寒冷，此时养生贵在"藏"。运动时应以静态运动为主，使阳气潜藏体内，可选择散步、体操、八段锦、太极拳等。不宜做剧烈运动，因为出大汗会耗损阳气。运动时间要在出太阳后，选择向阳的地方，运动后要及时加衣，避免着凉。

雾霾天及早上气温偏低时，有心血管疾病的人最好不要外出，以防受寒后脑供血不足，诱发中风。

精神调养

立冬前后宜温养神气，以养阳气。首先要求恬淡安静、少欲少求，这样可使神气内敛，利于养藏。

冬季光照时间短，天黑得早，又冷，易使人产生抑郁情绪，可适当参加一些娱乐活动，如跳舞、下棋、画画、听音乐等。

小雪灸，
平衡补益两不误

小 雪

[唐] 戴叔伦

花雪随风不厌看，更多还肯失林峦。

愁人正在书窗下，一片飞来一片寒。

节气时间
每年 11 月 22 日或
23 日

气候特征
寒潮和强冷空气
活动频繁，常伴
有第一次降雪

起居调适
及时添衣，注意保
暖，室内保湿，多
晒太阳、多泡脚

宜灸穴位
大椎穴、足三里
穴、涌泉穴

饮食调养
多吃蔬菜，适当增
加瘦肉类、鱼类、
蛋类等

小雪的由来

每年 11 月 22 日或 23 日太阳到达黄经 240° 时为小雪节气。《月令七十二候集解》中说："十月中，雨下而为寒气所薄，故凝而为雪。小者未盛之辞。"小雪节气虽然叫"小雪"，但和气象学意义上的小雪并没有必然关联，小雪期间寒潮和冷空气一般活动比较频繁，但不一定下雪。

小雪的气候变化

立冬之后，气温逐渐降低，人们能明显感受到寒意。而小雪的到来则意味着中国北方已开始进入寒冰封冻的时节。小雪节气是寒潮和强冷空气活动频繁的节气。强冷空气影响时，北方大部地区气温逐渐达到 0℃以下，常伴有入冬后的第一次降雪，南方部分地区已呈初冬景象。

我国古代将小雪分为三候："一候虹藏不见；二候天气上升地气下降；三候闭塞而成冬。""天气"为阳气，"地气"为阴气，此时阳气上升，阴气下降，导致天地不通，阴阳不交，所以万物失去生机，天地闭塞而转入严寒的冬天。

小雪节气灸

扶补阳气，调节平衡，预防旧病复发

小雪节气，寒风瑟瑟，草木凋零，气温逐渐降到 0℃以下。此时是天地阴阳变化的结果，阴阳变化动荡之时，久病、年老、体弱等人群往往不能适应自然变化，而加重病情，诱发旧疾或易生新病。此时可艾灸一些穴位来扶补阳气，调节平衡，使机体以更好的状态适应寒冷季节。

节气艾灸祛寒湿

艾灸穴位可选择大椎穴、足三里穴、涌泉穴。

大椎穴：为诸阳之会，灸之有通阳解表、疏风散寒之效，尤其适合风寒之气较盛的冬季。

足三里穴：为人体保健要穴，灸之可使机体阴阳平衡、祛病延年。

涌泉穴：为肾经穴位，灸之可温阳益气，去除下肢寒气。

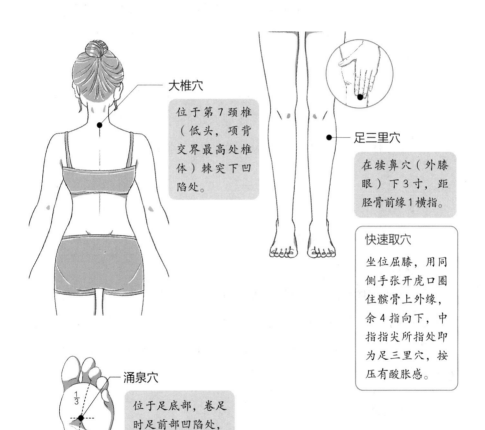

大椎穴

位于第7颈椎（低头，项背交界最高处椎体）棘突下凹陷处。

足三里穴

在犊鼻穴（外膝眼）下3寸，距胫骨前缘1横指。

快速取穴

坐位屈膝，用同侧手张开虎口圈住髌骨上外缘，余4指向下，中指指尖所指处即为足三里穴，按压有酸胀感。

涌泉穴

位于足底部，卷足时足前部凹陷处，约当足底第2、3趾缝纹头端与足跟连线的前1/3与后2/3交点处。

灸法： 艾条温和灸15分钟，亦可采用雀啄灸。艾灸顺序依次为大椎穴、涌泉穴、足三里穴。

小雪养生

起居养生

此时天气转冷，感冒也进入多发季节，应及时添衣，注意保暖。老年人衣着应以质轻暖和为宜，年轻人穿衣不可过厚，切忌捂得过厚、出汗。

室内注意保湿，可使用加湿器，或在散热设施附近放一盆水，让水慢慢蒸发，以保持室内空气湿润。在室内养几盆花草，也可调节室内湿度，使居室内空气清新。

中医认为"寒则伤阳"，此时天气寒冷，多晒太阳能帮助增强人体阳气，并达到温通经脉的作用。另外，要保证充足的睡眠，早睡晚起，最好不要迟于22点休息，睡前用热水泡脚对睡眠很有帮助。

饮食养生

天气寒冷，为进补的好时机。人们大多会选择羊肉、牛肉、板栗、核桃等食物进行温补。

冬季，万物闭藏，人体也进入养藏阶段。所以我们要把阳气聚集体内，封藏脏腑精气。而中医认为肾主藏，因此要多吃对肾有益的食物，而黑色食物入肾，所以可多吃黑豆、紫米、黑花生、黑芝麻、木耳、香菇、紫菜等。

推荐食谱

板栗猪肉

猪瘦肉500克，板栗300克，油、生姜、葱、酱油、料酒、盐各适量，鸡汤1500毫升。生姜、葱洗净，姜切片，葱切长段；猪肉洗净切块，板栗剥去外壳和内衣。锅置火上，加油烧至七成热时下板栗，3分钟后捞起待用。将锅内油滗去，留底油，加葱、姜、肉块炒出香味，再加鸡汤、料酒，大火烧开，去浮沫，改用小火煨30分钟，下板栗、酱油，烧至肉和板栗酥烂，加盐调味即可。可养胃健脾、滋阴润燥。

冬瓜炖羊肉

冬瓜250克，羊肉200克，香菜2棵，香油、盐、胡椒粉、葱、姜各适量。将羊肉洗净焯水控干；冬瓜去皮瓤，下沸水焯透，捞出沥干；香菜洗净切末。汤锅加水上火烧开，下入羊肉、葱、姜、盐，炖至八成熟时，放入冬瓜，炖至熟烂时，撒胡椒粉、香菜末，淋香油，出锅即可。可益气补虚、温脾暖肾，尤其适合气虚者食用。

运动调养

中医理论特别重视阳光对人体健康的作用，认为晒太阳能温通经络，助益人体阳气。尤其在冬天，常晒太阳更能起到助阳气、通经脉的作用。锻炼身体时以微微似汗出为度，汗多泄气，不利于阳气伏藏。

有心脑血管疾病的人不宜进行剧烈运动；患有呼吸系统疾病者，运动时应选择日照充足的时候，避免因寒冷刺激而诱发疾病。

精神调养

进入小雪后，北方干冷，南方湿冷，都容易使人产生惆怅低落的抑郁情绪，因此要学会调节情绪，保持积极乐观的心态。如果感到心烦意乱，不妨约三五好友一同散步聊天，或是通过慢跑、唱歌等方式调节情绪。有医家说过："七情之病，看花解闷，听曲消愁，有胜于服药者也。"

大雪灸，
保护血管防意外

大 雪

[宋]陆游

大雪江南见未曾，今年方始是严凝。巧穿帘隙如相觅，重压林梢欲不胜。

毡幄掷卢忘夜睡，金羁立马怯晨兴。此生自笑功名晚，空想黄河彻底冰。

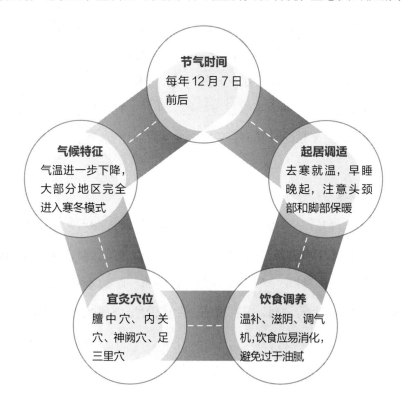

节气时间
每年 12 月 7 日前后

气候特征
气温进一步下降，大部分地区完全进入寒冬模式

起居调适
去寒就温，早睡晚起，注意头颈部和脚部保暖

宜灸穴位
膻中穴、内关穴、神阙穴、足三里穴

饮食调养
温补、滋阴、调气机,饮食应易消化,避免过于油腻

节气艾灸祛寒湿

大雪的由来

每年的 12 月 7 日前后太阳到达黄经 255° 时为大雪节气。《月令七十二候集解》中说："至此而雪盛也。"大雪的意思是天气更冷，降雪的可能性比小雪时更大了，并不指降雪量一定很大。

大雪的气候变化

大雪时节，除华南和云南南部无冬区外，我国大部分地区已披上冬日的盛装，东北、西北地区平均气温已达−10℃以下，黄河流域和华北地区气温也稳定在 0℃以下了。大部分地区完全进入了寒冬模式。

大雪节气灸

在大雪节气，人体阳气内藏，气血趋向于里，皮肤致密，水湿不易从体表外泄，而经过肾、膀胱的气化作用，除少部分变为津液散布周身外，大部分下注膀胱成为尿液，这样无形中就加重了肾脏的负担。为保证肾气旺盛，可用艾灸来助力，以此温补助阳、补肾壮骨、养阴益精，提高人体免疫功能，也能使畏寒现象得到改善，可选肾俞穴（第 31 页）、关元穴（第 36 页）、涌泉穴（第 95 页）进行艾灸。

预防心脑血管疾病

大雪时节，寒潮来临，突然大幅度降温之后，心脑血管疾病更是容易发作。其原因除了气温偏低刺激人体交感神经，引起血管收缩外，寒冷还会使血液黏稠度增高，易导致血栓形成。冠状动脉对冷刺激敏感，遇冷收缩，也容易导致心肌缺血缺氧，诱发心绞痛，甚至心肌梗死。

预防心绞痛、心肌梗死等心脑血管疾病的关键在于温阳补气，可艾灸内关穴和膻中穴。

内关穴是心包经穴位，可益心安神、和胃降逆、宽胸理气、镇定止痛，由于它联络着上、中、下三焦，故可用它治疗上焦的心悸、胸痛、胸闷，中焦的胃寒呕吐，下焦的生殖系统和泌尿系统疾病。其对心血管疾病有双重调节功效，心率快的使之恢复正常，心率慢的使之逐渐加快并恢复正常。经常艾灸内关穴，能够益心气、通血脉，维持心脏的正常功能。

膻中穴具有调理人体气机的功能，可用于一切气机不畅之病变，如胸闷、心绞痛、心悸、咳嗽、气喘等心肺病症。

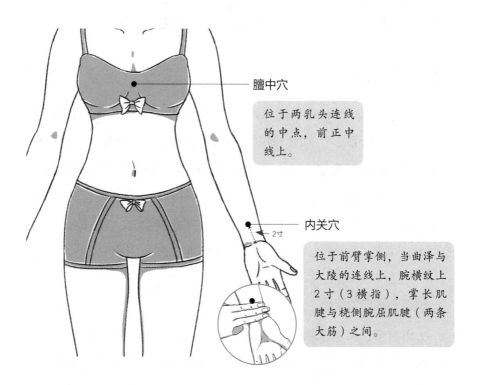

膻中穴

位于两乳头连线的中点，前正中线上。

内关穴

位于前臂掌侧，当曲泽与大陵的连线上，腕横纹上2寸（3横指），掌长肌腱与桡侧腕屈肌腱（两条大筋）之间。

灸法： 艾条温和灸，每个穴位15分钟。

应对消化道溃疡

寒冷刺激会使人的神经系统兴奋性增高，容易致使胃肠调节功能发生紊乱，胃酸分泌增多，引起胃病复发。除了注意胃的保暖和饮食调养，艾灸也有助于预防疾病的发生。对于因寒冷引起的肠胃问题，艾灸具有很好的温煦缓解作用。

神阙穴有培元固本、回阳救逆、健脾胃、理肠止泻的功效。对于冬季寒冷刺激引起的腹痛、腹泻，用手掌轻轻按摩神阙穴即可缓解，艾灸的效果更好。

足三里穴是足阳明胃经的合穴，有健脾和胃、扶正培元的作用，对消化道疾病、足膝腰部疾病、呼吸道疾病都有效。足三里穴为人体保健大穴，经常艾灸此穴，有调节机体免疫力、扶正祛邪、增强抗病能力的作用。

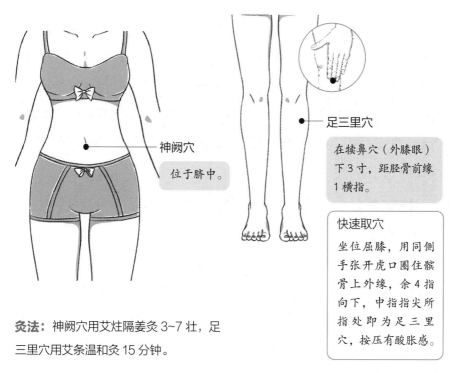

神阙穴

位于脐中。

足三里穴

在犊鼻穴（外膝眼）下3寸，距胫骨前缘1横指。

快速取穴

坐位屈膝，用同侧手张开虎口圈住髌骨上外缘，余4指向下，中指指尖所指处即为足三里穴，按压有酸胀感。

灸法： 神阙穴用艾炷隔姜灸3~7壮，足三里穴用艾条温和灸15分钟。

大雪养生

起居养生

大雪时节，以去寒就温、固护阴精为本。衣服要随着温度的降低而增加，宜保暖贴身，不使皮肤开泄汗出，保护阳气免受侵夺。

大雪时节，万物潜藏，一派肃杀萧条之象，要"早卧晚起"。早睡以养阳气，晚起以固阴精。

此时早晚温差大，要注意防范风寒之邪的侵袭，老年人要尤其注意。出门要穿高领衣服，戴围巾，因为头颈、胸和脚最容易受寒邪，是保暖的重点。

饮食调养

大雪是进补的好时节，此时进补能提高人体抵抗力，有利于抵抗疾病的侵扰。此时进补当以温补为主，可适当多吃大蒜、韭菜、生姜、香葱、山药、龙眼肉、栗子、羊肉等性属温热的食物。但冬季干燥，温补不宜太过，以免上火。所以在温补的同时，可以适当滋阴以降燥，适当多吃点银耳、鸡蛋、牛奶、枸杞子、鸭肉、梨等。温补滋阴时，更要调畅气机，冬季可吃点萝卜以顺气。

推荐食谱

枸杞肉丝

枸杞子15克，猪瘦肉150克，莴笋100克，油、盐、白糖、料酒、香油、干淀粉、酱油各适量。枸杞子洗净泡开；猪瘦肉、莴笋洗净切丝，拌入少量淀粉。炒锅烧热加入适量的油，将肉丝、莴笋丝同时下锅翻炒，烹入料酒，加白糖、酱油、盐炒匀，放入枸杞子，翻炒至熟，淋上香油即可。可

节气艾灸祛寒湿

滋阴补血、滋肝补肾。

羊肉萝卜汤

羊肉 400 克，萝卜 300 克，香菜、大葱各一棵，姜丝、酱油、料酒、精盐、植物油各适量。羊肉洗净切片，用酱油、料酒浸入味。萝卜洗净去皮切片，香菜切碎，大葱切段；用油将葱、羊肉炒一下，加入适量清水，再加入萝卜、姜丝，中火煮 40 分钟，下香菜，用盐调味即可。可补元阳、益气血。

运动调养

大雪节气天气寒冷，应注意防寒保暖。晨起室外气温低，不宜过早出门锻炼身体。

此时人体新陈代谢缓慢，阴精阳气也都处于藏伏之中，所以运动锻炼前准备活动要充分，待身体热后再脱去外衣，不要做过于剧烈的运动，锻炼时运动量应循序渐进，避免大汗淋漓。锻炼后及时添加衣物以保暖，避免受寒。

精神调养

冬季养生要顺应自然界闭藏之规律，以敛阴护阳为根本，以静养为主，保持心境平和，安神定志，以使体内阳气得以潜藏。

天气好的时候可出去多晒晒太阳，能使人心境开阔、愉悦，保持情绪稳定。

冬至灸，
补气散寒治未病

九九诗（节选）

[清] 王之瀚

一九冬至一阳生，万物自始渐勾萌；

莫道隆冬无好景，山川草木玉妆成。

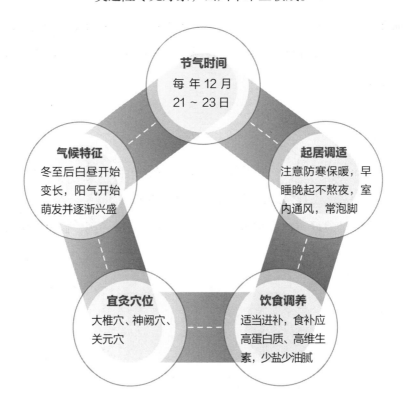

节气时间
每年12月
21～23日

起居调适
注意防寒保暖，早
睡晚起不熬夜，室
内通风，常泡脚

气候特征
冬至后白昼开始
变长，阳气开始
萌发并逐渐兴盛

饮食调养
适当进补，食补应
高蛋白质、高维生
素，少盐少油腻

宜灸穴位
大椎穴、神阙穴、
关元穴

节气艾灸祛寒湿

冬至的由来

每年公历 12 月 21 ~ 23 日太阳到达黄经 270° 时为冬至日。此日，太阳光几乎直射南回归线，北半球白昼最短，地面接收到的太阳辐射最少，但地面尚有"积热"，因此此时气温并非最低。其后，太阳光直射位置向北移动，白昼渐长，地面接收到的太阳辐射慢慢增多。但相当一段时间内，地面散发的热量更大，近地面温度还会不断下降，因此，冬至的到来也预示着一年之中最冷的日子即将来临。

冬至的气候变化

古人对冬至的说法是：阴极之至，阳气始生，日南至，日短之至，日影长之至，故曰"冬至"。古人认为天地之间有阴阳二气，而冬至是阴阳转化的关键节气。在十二辟卦中，冬至为地雷复卦。卦象显示为：上面五个阴爻，象征阴气盛极；下面一个阳爻，象征阳气初生。中国古代把冬至分为三候："一候蚯蚓结；二候麋角解；三候水泉动。"传说蚯蚓是阴曲阳伸的生物，冬至后白昼变长，虽然阳气开始萌发并逐渐兴盛，但阴气仍然十分强盛，所以土中的蚯蚓仍然蜷缩着身体；古人认为麋的角朝后生，所以为阴，而冬至一阳生，麋感阴气渐退而解角；由于阳气开始萌发，所以山中的泉水开始流动。

冬至节气灸

冬至是自然界阴阳之气消长的关键转折时期，这一天阴气盛极，阳气刚刚开始萌发。人体的阴阳之气在外界环境的影响下想要保持内在的平衡，就必须与自然界的气候相适应。因此，冬至时节人体内阴阳二气也达到"阳消阴长"的极致，转为"阳长阴消"，表现为阳气深深潜藏于体内但开始逐渐生发，阴气依然盛行于外起主导作用。

在外界和人体阴阳变化动荡之时，恰是久病、年老、体弱等人群病情加重、诱发宿疾或易生新病的时期。在冬至节气进行艾灸，可借助艾绒燃烧之火力，熏灼、温熨相应的穴位，以激发人体经气，舒筋活络，温通气血，调整人体阴阳，调动机体潜能，提高机体环境应变能力和抵抗疾病的能力。

预防感冒、咳嗽等呼吸道疾病

冬至时节人体阳气虽然开始生发但依然十分微弱，肌表不固，则腠理疏松，机体抵御外邪的能力减弱，故冬季多发感冒、咳嗽等呼吸系统疾病。

此时可重点艾灸大椎穴。大椎穴是督脉、手足三阳经、阳维脉之会，为"诸阳之会"和"阳脉之海"。艾灸大椎穴可疏风解表、散寒温阳、增强体质，可防治感冒、气管炎、肺炎等呼吸道感染，还可用于哮喘的防治。

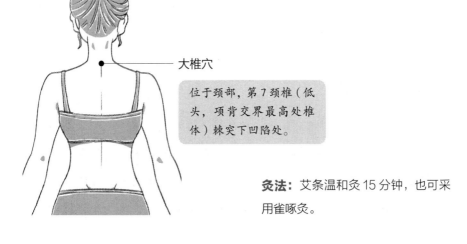

大椎穴

位于颈部，第7颈椎（低头，项背交界最高处椎体）棘突下凹陷处。

灸法： 艾条温和灸15分钟，也可采用雀啄灸。

节气艾灸祛寒湿

预防消化系统疾病

脾胃为后天之本，若得不到肾中闭藏的先天之精的充分滋养，纳运水谷的功能就会下降。冬季肾阳潜藏，不能充分温煦脾阳，所以脾胃病也容易复发。此时可艾灸神阙穴、关元穴。

灸神阙穴＋关元穴不仅可温补肾阳、温经祛寒、行气活血、祛湿通络、扶阳培元，对脾胃受寒导致的消化系统问题也有缓解作用。

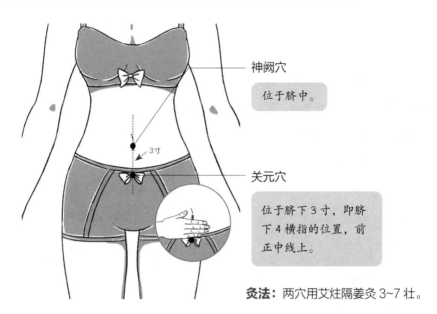

神阙穴

位于脐中。

关元穴

位于脐下 3 寸，即脐下 4 横指的位置，前正中线上。

灸法： 两穴用艾炷隔姜灸 3~7 壮。

冬至养生

起居养生

冬至养生，首在防寒保暖。"冬至一阳生"，阳气初生之时，要小心呵护，精心调养，使其逐渐壮大。体内阳气充足，才能延年益寿、身体健康。而冬至伊始，天气愈加寒冷，寒则伤阳，若不注意防寒保暖，极易损伤初生阳气，诱发一系列疾病，比如呼吸系统疾病、心血管疾病、消化系统疾病。其次，要合理安排作息。冬至前后，白昼较短，夜晚较长，适宜早睡晚起，不要熬夜，忌过度疲劳，以免损伤阳气。此段时间，虽然室外温度较低，也不宜紧闭门窗，要定时开窗换气，保持室内通风。此时气候干燥，尤其室内有暖气的地区，室内更干燥，注意要保持一定的室内湿度。此外，早晚可以叩叩牙齿，经常搓搓双手和耳朵，多晒太阳，晚上睡前可以泡泡脚，可温补肾阳。

饮食调养

冬至时节，自然界阴气已达到极盛，阳气开始萌生，是自然界阴阳转换的关键节点。此时人亦应顺应自然规律，顾护体内阳气，可适当进补。此时进补，人体对摄入的营养吸收利用率高，是体虚病人培补脾肾、增强体质的好时机。

此时可进食一些温补类的食物，如羊肉、牛肉、鲫鱼等，又恐温补上火，也可搭配一些养阴补肾之品，如枸杞子、黑木耳等。药补可选用黄芪、人参、当归、阿胶、熟地黄等。但要注意，身患疾病者不宜盲目进补。

推荐食谱

白萝卜炖羊肉

白萝卜 500 克，羊肉 250 克，姜、料酒、食盐各适量。白萝卜、羊肉洗净切块备用；锅内放入适量清水，将羊肉入锅，煮沸 5 分钟捞出羊肉，倒掉水，重新换水煮沸后放入羊肉、姜、料酒、盐，炖至九成熟，将白萝卜入锅煮 10 分钟。可益气补虚、温中暖下。对肾虚、脾胃虚寒者更为适宜。

炒双菇

水发香菇、鲜蘑菇等量，植物油、酱油、白糖、水淀粉、盐、黄酒、姜末、鲜汤、香油各适量。香菇、鲜蘑洗净切片；炒锅烧热入油，下双菇煸炒后，放姜末、酱油、白糖、黄酒继续煸炒，使之入味，加入鲜汤煮沸后，放盐，用水淀粉勾芡，淋几滴香油即可。可补益肠胃、化痰散寒，对高血脂者更为适宜。

运动调养

冬至前后天气寒冷，久居室内缺乏运动会影响人体气血运行，造成机体免疫力下降。因此，适当的运动是冬至养生不可少的。"动则生阳、静则生阴"，合理运动可增强机体抗病能力。

冬至一阳萌动，但天还很冷，所谓"萌动"，是阳气在下萌动，并未真正发出，机体应顺应天时，使体内阳气继续蛰伏体内，否则冬不藏精，春必病温。所以，冬至前后运动讲究"动中求静"，可选择一些相对平和的运动方式，如太极拳、慢跑等。

精神调养

冬至时节，万物蛰伏，人体要顺应自然法则，使精气潜藏于肾内，肝木得不到肾精的充分滋养，其调节情志的功能下降，因而人在冬季往往会感到压抑。所以，这段时间要重视精神的调摄，保持乐观心态，不为琐事劳神，不被名利纷扰，精神畅达才能常葆健康。

小寒灸，
冬补营养好吸收

小 寒

[唐]元稹

小寒连大吕，欢鹊垒新巢。拾食寻河曲，衔紫绕树梢。

霜鹰近北首，雏雉隐丛茅。莫怪严凝切，春冬正月交。

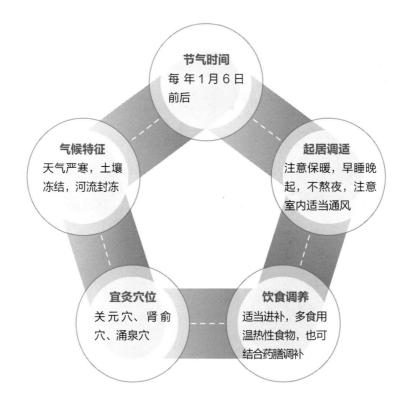

节气时间
每年1月6日
前后

气候特征
天气严寒，土壤
冻结，河流封冻

起居调适
注意保暖，早睡晚
起，不熬夜，注意
室内适当通风

宜灸穴位
关元穴、肾俞
穴、涌泉穴

饮食调养
适当进补，多食用
温热性食物，也可
结合药膳调补

节气艾灸祛寒湿

小寒的由来

每年 1 月 6 日前后太阳到达黄经 285° 时为小寒节气。小寒是天气寒冷但还没有到极点的意思。它与大寒、小暑、大暑及处暑一样，都是表示气温冷暖变化的节气。小寒的天气特点是天渐寒，尚未大冷。俗话讲"冷在三九"，由于隆冬"三九"也基本上处于小寒节气之内，因此有"小寒胜大寒"的说法。

小寒的气候变化

小寒时节，我国大部分地区已进入严寒时期，土壤冻结，河流封冻，加之北方冷空气不断南下，南方虽然没有北方峻冷凛冽，但是气温也明显下降。

小寒节气灸

养肾阳，防止各类虚证

小寒是一年中最冷的时节，万物封藏，人应顺应天时，宜藏阳、护阳、养阳，避寒就温。寒为阴邪，人体阳气根源于肾，因此寒邪最易中伤肾阳，肾阳伤，易发生腰膝冷痛，易感风寒，夜尿频多。肾阳虚又会伤及肾阴，肾阴不足，则咽干口燥，头晕耳鸣随之而生。所以小寒养生防病首当养肾阳。

艾属辛热，在寒邪最盛之时艾灸关元穴、肾俞穴、涌泉穴，可以起到"雪中送炭"的补阳效果。

关元穴是足太阴脾经、足少阴肾经、足厥阴肝经、任脉的交会点，自古均为保健要穴，有培肾固本、调气回阳的作用。艾灸关元穴则能将温热之气直达精宫以助元阳，而元阳为五脏六腑阳气活动的动力，是周身阳气之源。

涌泉穴是肾经原穴，肾经之气自此涌出灌溉周身四肢各处。冬季艾灸涌泉穴，可激发机体阳气，可调理睡眠、温补肾阳、强筋健骨，尤其对失眠、高血压等有改善作用。

肾俞穴是肾气所聚之处，艾灸肾俞穴能增加肾脏的血流量，改善肾脏功能，养护好先天之本，激发先天潜能，充沛人体精力，促进人体造血和排毒功能，达到祛病养生、延缓衰老的目的。

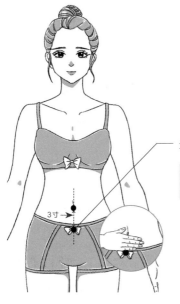

灸法：用艾炷灸 5~7 壮，或艾条温和灸 10~15 分钟。涌泉穴可灸至有热感上行至小腿为度。

关元穴

位于脐下 3 寸，即脐下 4 横指的位置，前正中线上。

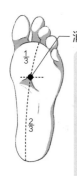

涌泉穴

位于足底部，卷足时足前部凹陷处，约当足底第2、3 趾缝纹头端与足跟连线的前 1/3 与后 2/3 交点处。

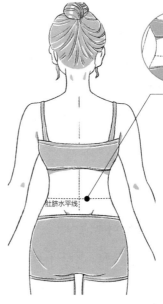

肾俞穴

位于第 2 腰椎棘突下，后正中线旁开 1.5 寸。

快速取穴

肚脐水平线与脊柱相交椎体处（第 2 腰椎）下缘，后正中线旁开 2 横指处。

节气艾灸祛寒湿

小寒养生

起居养生

小寒基本是一年中最冷的时节，首当其冲是要注意保暖。外出时要穿好防寒保暖的衣服，风大时，体质较弱的人还应戴上帽子和口罩。早睡晚起，不熬夜。

寒冬时节，若窗户紧闭会造成通风不良，容易让人感到压抑、胸闷，所以要注意适当通风，适宜在日出后开窗通风一段时间。

饮食调养

小寒时节阴邪较盛，可适当进补，民间有"三九补一冬，来年无病痛"之说。俗语讲，"药补不如食补"，我们在日常饮食中可多食用一些温热性食物，如羊肉、黄牛肉、鸡肉、生姜、核桃、龙眼、韭菜、松子等，以滋养阳气，防御寒冷气候对人体的侵袭，但滋补应有度，以免生燥伤阴。

推荐食谱

枸杞鸡汤

鸡半只，枸杞子15克，淮山药30克，生姜5片，盐适量。将鸡肉洗净切块，倒入开水锅中烫一下取出，以去除腥味，然后把鸡块放入砂锅中，加入处理干净的淮山药、枸杞子、生姜片及适量开水，用小火煮至肉烂汤香，调入盐即成。可补肝益肾、温中益气。

当归生姜羊肉汤

当归20克，生姜30克，羊肉500克，黄酒、调料各适量。将羊肉洗净，切小块，入开水中焯去血沫，再放入锅中，加适量清水，再加入当归、生姜、黄酒及调料，炖煮1.5小时，食肉喝汤。可温中补血、祛寒强身。

运动调养

小寒时节,要注意防寒保暖,减少户外活动,以减少阳气的消耗。当然,减少户外活动不是说不运动,但要适度,尽量不要出汗,以免损伤机体阳气。宜在日出后再开始锻炼。运动方式可选择慢跑、体操、踢毽子等运动量小一些的方式。

精神调养

小寒时阳气潜伏,阴冷和缺少阳光的日子容易使人心情郁闷,因此在精神方面应静神少虑、宁神定志、畅达乐观,避免情绪过于激动,不为琐事劳神,这样有利于平安度过寒冬。

节气艾灸祛寒湿

大寒灸,
续添阳气壮肝肾

大寒吟

[宋] 邵雍

旧雪未及消,新雪又拥户。阶前冻银床,檐头冰钟乳。

清日无光辉,烈风正号怒。人口各有舌,言语不能吐。

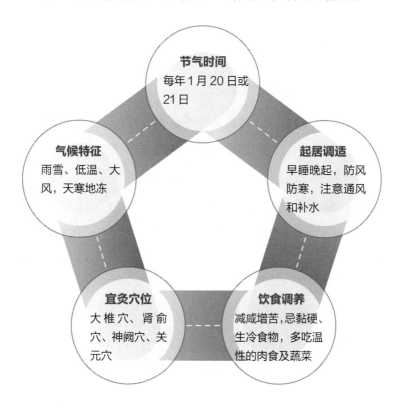

节气时间
每年1月20日或
21日

气候特征
雨雪、低温、大
风,天寒地冻

起居调适
早睡晚起,防风
防寒,注意通风
和补水

宜灸穴位
大椎穴、肾俞
穴、神阙穴、关
元穴

饮食调养
减咸增苦,忌黏硬、
生冷食物,多吃温
性的肉食及蔬菜

大寒的由来

每年1月20日或21日太阳到达黄经300°时为大寒节气。大寒是一年中最后一个节气。《授时通考·天时》引《三礼义宗》说："大寒为中者，上形于小寒，故谓之大……寒气之逆极，故谓大寒。"此时天气寒冷已极，故名大寒。

大寒的气候变化

大寒时节，受西北气流及冷空气影响，最明显的气候特征就是雨雪、低温、大风。南方大部分地区平均气温多在10℃以下，北方已然是一片天寒地冻的萧条景象。

大寒节气灸

活血暖身，提升身体御寒能力

大寒时节气温较低，人体新陈代谢减慢，此时养生当以收敛、封藏为主，以保护人体阳气，利用艾灸疗法的温热传导更能发挥活血、暖身的作用，同时还可以提高身体的御寒能力，调整全身的气血经络，对冬季常见病有很好的预防和辅助治疗作用。

大寒节气艾灸要把握好前三天、大寒当天、后三天共七天的时间。可选择任脉上的关元穴、神阙穴和督脉上的大椎穴、足太阳膀胱经上的肾俞穴进行艾灸。

艾灸大椎穴有益气壮阳、防治风寒的作用。

艾灸肾俞穴可增加肾脏的血流量，改善肾功能，养护先天之本，达到祛病养生、增强机体免疫力的目的。

关元穴是小肠的募穴，为先天气海，是人身元阴元阳交关之处，艾灸此穴有培元固本、补益下焦的作用，既补气又补血，主诸虚百损。

神阙穴具有培元固本、回阳救逆的功效。因其位于腹部，是下焦枢纽，又邻近胃与小肠、大肠，因此该穴能健脾胃、理肠止泻，艾灸此穴可以缓解腹部疼痛等消化系统疾病。

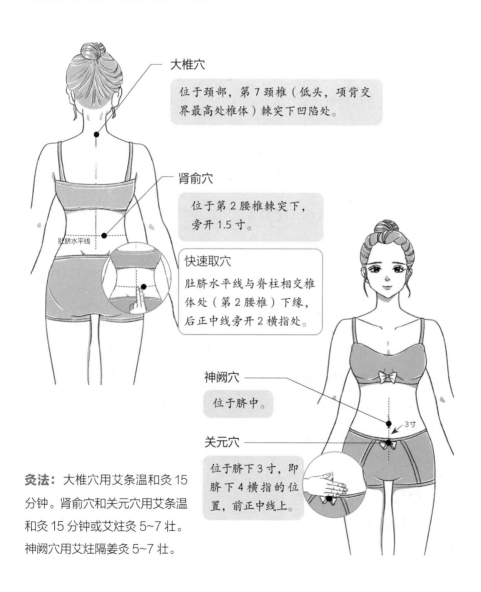

大椎穴

位于颈部，第7颈椎（低头，项背交界最高处椎体）棘突下凹陷处。

肚脐水平线

肾俞穴

位于第2腰椎棘突下，旁开1.5寸。

快速取穴

肚脐水平线与脊柱相交椎体处（第2腰椎）下缘，后正中线旁开2横指处。

神阙穴

位于脐中。

3寸

关元穴

位于脐下3寸，即脐下4横指的位置，前正中线上。

灸法： 大椎穴用艾条温和灸15分钟。肾俞穴和关元穴用艾条温和灸15分钟或艾炷灸5~7壮。神阙穴用艾炷隔姜灸5~7壮。

大寒养生

起居养生

大寒时节，生机潜伏，万物蛰藏，我们在起居方面自然要顺应冬季闭藏的特点，做到早睡晚起，早睡可养阳气，晚起可养阴气，使精气内聚以润五脏，从而增强机体免疫力。

大寒时节，天寒地冻，寒则伤阳，心脑血管疾病易复发，感冒、肺炎、哮喘等呼吸系统疾病多发。所以此时防风御寒很重要。衣着要保暖；手脚易冻，尤其应注意保暖，在冬夜入睡前，可用热水或药汤先泡泡脚，也可双手搓腰以暖肾阳，达到畅通血脉、改善睡眠质量的目的；可戴围巾，穿高领衣服，以防颈部受寒。

居室在保暖的同时，还应时常开窗通风，加强空气流通，室内干燥时，还应加强空气湿度。可在入睡前和起床后先喝一杯温水，以补充人体流失的水分。

饮食调养

由于大寒是一年中最后一个节气，与立春交接，所以在饮食上与小寒有所不同。首先，冬三月的进补量应逐渐减少，以顺应天时。其次，在进补之物中加一些具升散作用的食物，以应春天生发的特性。此时应多吃温热性的食物，如羊肉、黄牛肉、鸡肉、龙眼、大枣、红糖、小米、胡椒等。但要注意避免油腻，进补的同时，多食用蔬菜，如胡萝卜、油菜、菠菜等。

推荐食谱

芪杞炖仔鸡

嫩（仔）鸡1只，黄芪、枸杞子各20克，白术10克，调料适量。将嫩鸡洗净，剁成小块，加入黄芪、枸杞子、白术，以及葱、姜、蒜、盐、料酒等调料，用小火炖1小时，食肉喝汤。可补中益气、滋阴助阳、增强机体抗病能力。

乌鸡山药汤

乌鸡1只，山药400克，大枣(干)15枚，枸杞子15克，盐、葱、姜、料酒、胡椒粉各适量。乌鸡斩块，焯水控干；山药去皮切块，葱切段，姜切片备用。将乌鸡块放入砂锅，加入大枣、葱、姜、料酒，大火烧开后改小火炖1小时，放入山药炖至山药软烂，再加入枸杞子、盐和胡椒粉即可。可补中益气、养血，适合手脚冰冷者。

运动调养

大寒前后，天气寒冷，户外锻炼时最好等到太阳出来以后再进行。由于户外气温比室内低，人的韧带弹性和关节柔韧性都不那么灵活，为避免造成运动损伤，在运动前要先做一些热身准备。运动量以感到身体微热、略微出汗为宜，避免大汗淋漓，以免耗损阳气。

精神调养

大寒时节，人体的阴阳消长变化缓慢，注意不要轻易扰动阳气。凡事不要过度操劳，要使神志深藏于内，以顺应冬季"蛰藏"的特点。保持心情舒畅，心境平和，使体内气血和顺，做到"正气存内，邪不可干"。

三九灸，
温补阳气防宿病

三九是一年中最冷的时候，人体阴极阳生，阳气收敛，气血不畅。各种虚寒性疾病趁机而起，此时艾灸相应穴位能温阳益气、祛风散寒，对于防病强身都有显著的效果。

三九灸能巩固三伏灸的疗效

三伏灸已经起到了一定的补阳除寒的功效，不过，到了冬季，由于寒气加重，身体在内外寒气的作用下，很容易导致旧病复发，所以此时艾灸，等于是为身体添了一把火，让阳气更充足，彻底清除体内寒邪。

从某种意义上说，三九灸是三伏的延续与补充，可以加强和巩固三伏灸的疗效，两者相配合，阴阳并调，对提高身体防病抗病能力非常有利。

三九灸的时间安排

所谓三九，就是从冬至起，每9天为一九，依次为二九、三九。三九灸的时间可选在一九第1天、二九第1天和三九第1天，也可不拘于这三天，只要是在三九天，都可以进行。

哪些病适合三九灸

三九灸能有效增强机体抵抗力，调节亚健康状态，可治疗多种疾病。

1. 反复发作的过敏性病症，如慢性支气管炎、支气管哮喘、过敏性鼻炎等。

2. 消化系统疾病，如腹泻、胃痛、厌食、消化不良等。

3. 风湿与类风湿关节炎、痛经及颈肩腰腿痛、肌肉疲劳等。

4. 儿童反复长期咳嗽、反复呼吸道感染，小儿虚弱多病、体质偏寒等。

三九灸的注意事项

疾病的急性发作期、发热、咽喉炎患者，1岁以下幼儿、孕妇、肺结核患者、严重心肺功能不足者，不宜三九灸。皮肤容易过敏者也不宜进行贴敷治疗。

三九天是一年中最冷的时候，艾灸时一定要注意保暖，房间温度要舒适。

另外，冬季是进补的季节，如果要行三九灸，则要注意饮食清淡，不宜食用油腻、辛辣、煎炸等刺激性食物。

三九灸最有效的四大穴位

◆命门穴

命门之火是人体生命活动力的力量之源，温煦和推动脏腑的生理活动，脏腑有命门之火的温养，才能发挥正常的功能。三九时节天气寒冷，寒易伤阳，此时需仔细呵护机体阳气，艾灸命门穴可强肾固本、温肾壮阳，增强机体免疫力。

◆肾俞穴

肾阳（又称元阳、真火、真阳）为一身阳气之本，肾阳不足，阴寒邪气必然会侵扰身体，导致疾病，所以护好肾阳是防治疾病的根本之法。补肾阳、护肾阳首选肾俞穴。

肾俞穴是肾脏气血输注于后背体表的部位，有益肾助阳、纳气利水的作用，可用于男性遗精、早泄，女性月经失调、痛经、白带异常、子宫脱垂，以及高血压、低血压、耳鸣、遗尿等。

艾灸肾俞穴能强肾固本、温肾壮阳，可用于上述疾病的治疗和预防。

◆足三里穴

气血是人生存之本，气血生成的源头则在于脾胃，调好脾胃可以保证气血充盈、机体健康。

调脾胃首选足三里穴。足三里穴是足阳明胃经的合穴，聚集胃脏精气，有健脾和胃、扶正培元的作用，对各种慢性疾病都有效，对脾胃疾病的效果尤其明显，可用于胃病、呕吐、食欲不振、腹胀腹泻、失眠、高血压、胸闷、糖尿病等疾病。冬季艾灸足三里穴可温煦脾阳，提升消化能力和机体抵抗力。

◆涌泉穴

涌泉穴是肾经井穴，肾经脉气由此发出，灌溉周身各处，经常艾灸涌泉穴可畅通气血、调理肾经。冬季艾灸涌泉穴，对缓解四肢冰冷、增强人体正气、预防各种疾病大有助益。

灸法： 肾俞穴、命门穴用艾条温和灸或隔药物灸15分钟，足三里穴、涌泉穴用艾条温和灸至有热感上行为度。

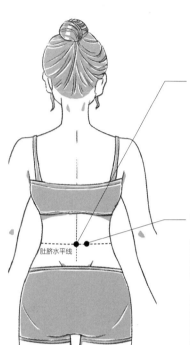

命门穴

位于第2腰椎棘突下凹陷中。

快速取穴
肚脐水平线与后正中线交点，按压有凹陷处。

肾俞穴

位于第2腰椎棘突下，旁开1.5寸处。

快速取穴
肚脐水平线与脊柱相交椎体处（第2腰椎）下缘，后正中线旁开2横指处。

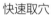

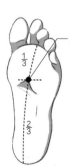

涌泉穴

位于足底部，卷足时足前部凹陷处，约当足底第2、3趾缝纹头端与足跟连线的前1/3与后2/3交点处。

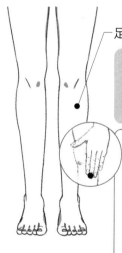

足三里穴

在小腿外侧，犊鼻（外膝眼）下3寸，距胫骨前缘1横指。

快速取穴
坐位屈膝，用同侧手张开虎口围住髌骨上外缘，余4指向下，中指指尖所指处即为足三里穴，按压有酸胀感。

第七章

驱寒除湿艾灸方

体内为什么
会有寒湿

寒湿外邪入于经络

人的皮毛腠理是抵挡外界邪气的一道屏障，同时也是一个开放的系统，寒湿邪气入侵，首先要突破的就是这层防御系统。

在皮肤这层防御系统之下，深藏着经络系统，五脏六腑、四肢百骸、五官九窍、皮肉筋骨等都需要通过经络的联系，才能相互配合、相互协调，完成整个身体的运转。寒湿之邪突破外层防御后，首先侵犯的就是经络，一旦寒湿入侵并聚集经络，就会造成经络淤堵。

经络淤堵不通，会导致其通行气血、濡养脏腑的作用大打折扣。人在感受寒湿之后，如果不及时祛除，时间长了往往导致疼痛，若寒气留在关节，疼痛尤为明显，还会引发关节炎。所谓不通则痛，反映的就是经络淤堵的问题。

寒湿由人体不同的部位入侵经络，其表现也是各不相同的。比如，侵入人体背部（足太阳膀胱经）的寒气会积存在膀胱经，侵入头部的寒气会阻滞头部经络，侵入胸腹部的寒气会积存在肺经和胃经中……所以寒湿入络还会造成头痛、咳嗽、脘腹冷痛等症状。

节气艾灸祛寒湿

寒湿起于脾胃

饮食是导致体内寒湿的另一个重要因素。

食物通过胃的消化、脾的运化后，进入小肠，再进入大肠，由大肠传导出体外，而饮食物停留在小肠的这段时间，就是人体吸收营养的过程。

现代人不分季节过食生冷之物、过度饮酒、服用抗生素等，损伤脾阳，脾阳受损，使其主运化的功能失常，运化水湿的功能不能正常发挥，导致大量寒湿积聚体内，寒湿之邪又会反过来损害脾阳、肾阳，形成了一个恶性循环。

● **脾胃虚寒的表现**

- 因天气变冷、感寒、食用冷品而引发腹部疼痛，疼痛时伴有胃部寒凉感，得温则症状减轻。
- 胃痛隐隐，绵绵不休，冷痛不适，喜温喜按，空腹痛甚，得食则缓。
- 泛吐清水，吃得少，神疲乏力，手足发凉，大便有点稀，舌淡苔白，脉虚弱。

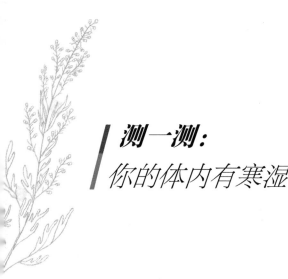

测一测：
你的体内有寒湿吗

当体内有寒湿时，往往会通过身体外在表现出来，而且寒与湿的表现也各不相同。

体内有寒的 5 个信号

面色青白

面色是人体健康的一面镜子，面色发白、发青，都是体内有寒的明显特征。颜色越是苍白，就代表寒气越重。

中医认为，血液的运行和生成靠阳气，寒气入侵阻碍了阳气的生成，气虚了，生血的功能就减退了，血就不能够营养面部，从而出现苍白色的情况。

胃寒，经常腹痛、腹泻

寒气入侵身体，总是先堆积在皮下的经络里，也就是"腠理"之中，时间久了会转移到相应的"腑"中，例如常见的"胃寒"就是这样形成的，当这种现象产生时，用手摸胃部，感觉腹部凉凉的。长期胃寒会导致脾

节气艾灸祛寒湿

阳受损，出现脘腹冷痛、呕吐、腹泻等症状。

关节痛

人体气血津液的运行，全赖一身阳气的温煦推动。阴寒邪盛，阳气受损，温煦推动功能失职，则经脉气血为寒邪所凝而阻滞不通，多见关节、肌肉疼痛。

下肢发胖

人体下部最易受寒，由于寒气会阻碍经络的疏通，机体代谢所产生的垃圾无法排出体外，寒气和垃圾累积多了就会使大腿显得臃肿，形成"大象腿"。

舌象偏白

舌体偏白，舌苔偏白，说明脾肾阳虚，身体内有水湿痰饮。

| 体内有湿的 5 个信号

舌苔厚腻

"舌为心之苗，又为脾之外候"，舌头可以敏感地反映出我们的身体状况。健康舌淡红而润泽，舌面有一层舌苔，薄白而清静，干湿适中，不滑不燥。如果发现自己舌苔很厚腻，或者舌体胖大，舌头边缘有明显的齿痕，就说明体内有湿。如果舌苔白厚，看起来滑而湿润，则说明体内还有寒。

如果湿气较重，除了舌苔厚腻外，还会伴有面色晦暗且发黄，早晨起床时眼皮浮肿，或眼袋明显等表现。

大便不成形

正常的大便是软硬适中的金黄色条形，如果大便像熟得过度的香蕉一样外形软烂、黏腻、不成形，甚至粘在马桶上不易被冲走，也说明体内有湿。体内有湿时大便的颜色还可能发青，而且总有排不净的感觉。

食欲差

如果到了该吃饭的时候，没有饥饿的感觉，吃一点就感觉胃里胀胀的，在吃饭过程中还有隐隐的恶心感，也说明体内湿气过重，影响了脾胃功能，这种现象更容易出现在夏季。

小腿发酸、发沉

湿气重的人起床后会感觉小腿肚发酸、发沉，还可能短期内体重明显增加，而且有虚胖的表现，更严重者会出现下肢水肿等问题。

精神状态差

湿气重的人常常会有胸闷的感觉，想长呼一口气才舒服，身体特别疲乏，懒于活动，头昏脑涨，易困倦，记忆力减退。古人说"脾气一虚，肺气先绝"，说的就是脾气虚到一定程度，肺金失养，就容易出现精神状态不佳的表现。

艾灸祛除寒湿
效果好

艾灸所用的材料是艾叶。艾叶为纯阳之品，有温经通络的功效。《本草纲目》也记载，艾以叶入药，性温、味苦、无毒、纯阳之性，通十二经，具回阳、理气血、逐湿寒、止血安胎等功效，亦常用于针灸。故艾叶又被称为"医草"。

临床上，艾叶除了用来做成艾条、艾炷，还可以作为中药入方，如胶艾汤、艾附暖宫丸均以艾叶为主要材料。

灸用艾叶越陈越好。《本草纲目》记载："凡用艾叶需用陈久者，治令细软，谓之熟艾。若生艾灸火则易伤人肌脉。"陈艾为土黄色或是金黄色，艾绒柔软无杂质则为上品。

陈艾叶的优点是含挥发油少，燃烧缓慢，火力温和，燃着后烟少，而且渗透力好，艾灰不易脱落。而新艾则没有这些优点，新艾气味辛烈、含挥发油多，燃烧快，火力强，燃着后烟大，艾灰易脱落，容易伤及皮肤和血脉；新艾中的挥发油没有完全挥发掉，不仅不能达到治疗效果，而且可能对人体有危害。

艾灸的应用范围比较广泛，因其温经络、祛寒湿作用明显，尤其对慢性虚弱性病症及风寒湿邪为患的病症适宜。艾灸的作用具体来说有以下几个方面。

温通经络

经络是气血运行之通路，经络通畅，则利于气血运行、营养物质的输布。寒湿等病邪侵犯人体后，往往会闭阻经络，导致疾病的发生。艾灸借助其温热肌肤的作用，温暖肌肤经脉，活血通络，以治疗寒凝血滞、经络痹阻所引起的各种病症。

行气活血

气血是人的生命之源，气血充足，气机条达，人的生命活动才能正常。艾灸可以补气、养血，还可以疏理气机，并且能升提中气，使得气血调和以达到保健的目的。

祛湿散寒

气血见热则行，见寒则凝，故一切气血凝涩的疾病，均可用温灸来治疗。艾灸疗法通过对经络腧穴的温热刺激，起到温经通络、散寒除痹的作用，以促进机体气血运行，达到治疗疾病和保健的目的。

艾是纯阳之物，加上火的热力，助机体驱出阴邪，故艾灸疗法对湿寒之证尤为有效。

调节阴阳

人体阴阳平衡则身体健康，若阴阳失衡人就会发生各种疾病。艾灸可以调节阴阳，使失衡的阴阳重新恢复平衡。

回阳救逆

艾灸有回阳救逆的作用。古书上就记载，气阴两脱则急取神阙、关元艾灸以回阳救逆。

阳气虚弱不固，轻者下陷，重者虚脱。艾叶性属纯阳，加之火力，两阳相合，可益气温阳、升阳举陷、扶阳固脱。

驱寒除湿
必灸的8个穴位

大椎穴：祛除寒湿，提一身之阳气

　　大椎穴为手足三阳经、督脉的交会穴，有解表清热、止咳平喘、通经活络的作用。艾灸大椎穴可驱邪外出，可用于外感之邪所致疾病，如发热头痛、呕吐、流鼻血、咳嗽、气喘及肩背疼痛等，尤其当肩部有严重僵硬感时，按摩此穴可快速缓解。坚持艾灸大椎穴可以改善机体新陈代谢，调节机体免疫力。

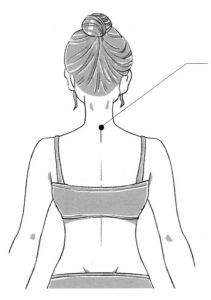

大椎穴

在第 7 颈椎棘突下凹陷中，后正中线上。

快速取穴

正坐低头，项背交界最高处即为第 7 颈椎棘突，其下凹陷处即为大椎穴。若棘突突起不太明显，可活动颈部，不动的骨节为第 1 胸椎，约与肩平齐，其上凹陷处为大椎穴。

灸法： 艾条雀啄灸 10~15 分钟。

神阙穴：温肾健脾，改善各种腹部症状

神阙穴具有培元固本、回阳救逆的功效。因该穴位于腹之中部，为下焦之枢纽，又邻近胃与大小肠，所以该穴能健脾胃、理肠止泻，艾灸神阙穴可以起到缓解腹部疼痛的作用，可用于消化系统疾病、水肿、肥胖、月经不调、失眠等。当腹痛、腹泻时，用手掌轻轻按摩神阙穴，即可缓解，艾灸效果更好。

气海穴：温阳益气，培元补虚，治痛经

气海穴为先天元气汇聚之处，可补气益肾、涩精固本止带。主要用于调理和改善妇科及泌尿系统方面的疾病，如月经失调、痛经、不孕症、尿频、阳痿、早泄等。对于神经衰弱、躁郁症也有一定的疗效。

关元穴：益气补阳，适用于一切寒证

关元穴是人身元阴元阳关藏之处，有培元固本、补益下焦、调经止带的作用。多用于调理和改善生殖系统及泌尿系统疾病，对于改善阳痿早泄、尿频、月经失调、痛经、遗精、功能性子宫出血、子宫脱垂、失眠等疗效显著。

足三里穴：健脾和胃，治疗各种肠胃病

足三里穴是足阳明胃经的合穴，有健脾和胃、扶正培元、升降气机的作用。对消化系统疾病、足膝腰部疾病、呼吸系统疾病都有效，比如小腿酸痛、胃病、呕吐、食欲缺乏、腹胀腹泻、失眠、高血压、胸闷、痛经及胃病、糖尿病导致的体质虚弱等。事实上，足三里穴对大多数慢性疾病有效，被誉为"无病长寿的健康穴"。

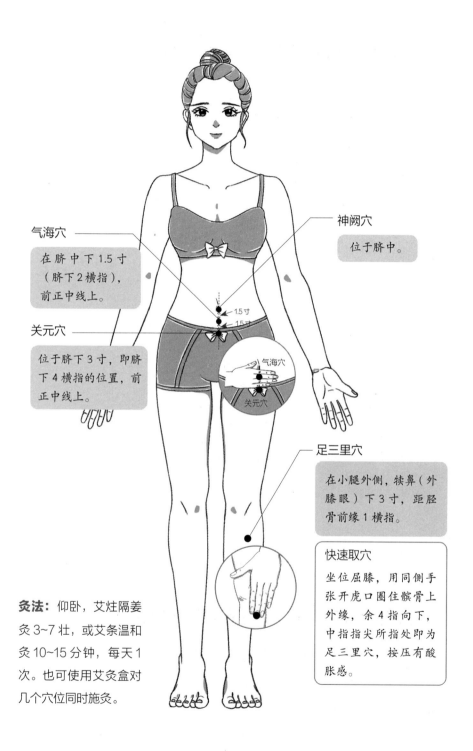

气海穴

在脐中下1.5寸（脐下2横指），前正中线上。

神阙穴

位于脐中。

关元穴

位于脐下3寸，即脐下4横指的位置，前正中线上。

1.5寸
1.5寸

气海穴
关元穴

足三里穴

在小腿外侧，犊鼻（外膝眼）下3寸，距胫骨前缘1横指。

快速取穴

坐位屈膝，用同侧手张开虎口圈住髌骨上外缘，余4指向下，中指指尖所指处即为足三里穴，按压有酸胀感。

灸法：仰卧，艾炷隔姜灸3~7壮，或艾条温和灸10~15分钟，每天1次。也可使用艾灸盒对几个穴位同时施灸。

涌泉穴：温肾通络，缓解手足冰冷、失眠

涌泉穴为足少阴肾经井穴，肾经的脉气由此发出，犹如泉水外涌而出，故名涌泉穴。涌泉穴有增强体力、改善体质的功效，可用于身体疲倦、腰部酸胀、月经失调、反胃、呕吐、头痛、烦躁、心悸亢奋、失眠等症。

艾灸涌泉穴能加速血液循环，改善手足冰冷等问题；还可增强人体正气，延缓衰老，养神安眠，暖宫备孕，对于血压也有双向调节作用。

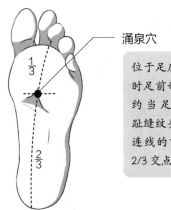

涌泉穴

位于足底部，卷足时足前部凹陷处，约当足底第2、3趾缝纹头端与足跟连线的前1/3与后2/3交点处。

灸法： 用艾条温和灸15分钟，每日1次，至足底有热感上行至小腿为度。

丰隆穴：除湿排痰，祛脂降压效果好

丰隆穴有健脾化痰、和胃降逆的作用。经常按揉或艾灸本穴，可有效改善痰多、咽痛、气喘、咳嗽、胸闷、头晕、头痛、心烦、下肢疼痛、便秘等症状，还能缓解胃部不适。

阴陵泉穴：健脾除湿，消除各种水肿

阴陵泉穴是脾经的合穴，穴名的意义是脾经地部流行的经水及脾土物质混合物在本穴聚合堆积，故艾灸或按揉此穴有健脾除湿、理气、通经活络的功效，可用于女性带下病、月经失调、更年期综合征、男性阳痿，以及尿路感染、腹痛、食欲缺乏、手脚冰冷、失眠等。

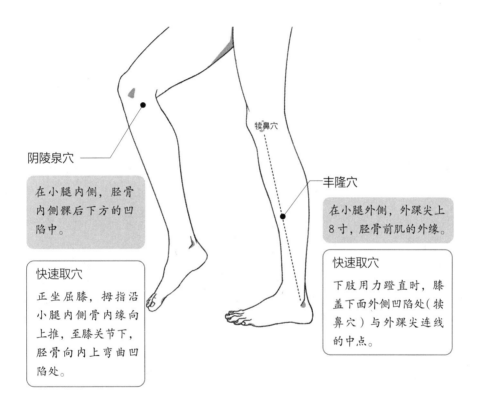

阴陵泉穴

在小腿内侧，胫骨内侧髁后下方的凹陷中。

快速取穴
正坐屈膝，拇指沿小腿内侧骨内缘向上推，至膝关节下，胫骨向内上弯曲凹陷处。

犊鼻穴

丰隆穴

在小腿外侧，外踝尖上8寸，胫骨前肌的外缘。

快速取穴
下肢用力蹬直时，膝盖下面外侧凹陷处（犊鼻穴）与外踝尖连线的中点。

灸法： 艾炷灸各 3~5 壮或艾条灸各 15 分钟。

第八章

常见病艾灸方

颈椎病

大椎穴、肩井穴、后溪穴

颈椎病一般表现为颈肩痛、头晕头痛、上肢麻木、肌肉萎缩等。多由慢性劳损或颈椎退行性改变所致，风寒湿邪侵袭或劳累最易引发，临床上常见两种证型：风寒湿痹型、气滞血瘀型。

艾灸能够行气活血、通痹止痛，缓解颈肩背部酸胀疼痛和手臂发麻的症状。常用穴位有大椎穴、肩井穴、后溪穴。

大椎穴

定位：在脊柱区，第 7 颈椎棘突下凹陷中，后正中线上。

快速取穴：正坐低头，项背交界最高处即为第 7 颈椎棘突，其下凹陷处即为大椎穴。若棘突突起不太明显，可活动颈部，不动的骨节为第 1 胸椎，约与肩平齐，其上凹陷处即为大椎穴。

艾灸方法：用艾条温和灸 15 分钟，每天 2 次，15 天为 1 个疗程。灸后要注意局部保暖，最好穿带领的衣服。

肩井穴

定位：在肩胛区，第 7 颈椎棘突与肩峰端连线的中点。

快速取穴：位于肩上，大椎穴与肩峰端连线的中点，乳头正上方与肩正中线相交的凹陷处即是，按之有明显的酸麻感。

艾灸方法：将艾条垂直对准穴位，雀啄灸 15 分钟，每天 2 次，15 天为 1 个疗程。每次灸后及时穿好衣服。

后溪穴

定位：在小指尺侧，第 5 掌骨小头后方，当小指展肌起点外缘。

快速取穴：握拳，小指掌指关节后缘，掌横纹头赤白肉际处。

艾灸方法：用艾条悬提温和灸 15 分钟，每天 2 次，15 天为 1 个疗程。

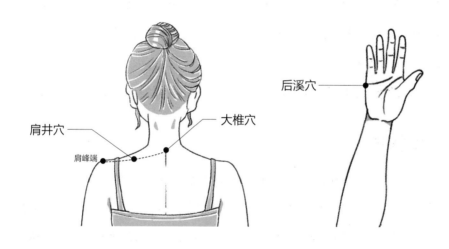

肩井穴　大椎穴　肩峰端　后溪穴

温／馨／提／示

潮湿寒冷的空气会导致病情加重，因此在日常生活中颈椎病患者应当避免潮湿寒冷的环境，避免长时间吹空调，随天气的变化添减衣服。

肩周炎

肩髎穴、肩贞穴、曲池穴

　　肩周炎俗称五十肩，症状主要表现为肩关节疼痛，患侧上肢抬高、旋转、前后摆动受限，遇风遇冷有沉重隐痛感。肩周炎的形成有内、外两个因素。内因是年老体弱、肝肾不足、气血亏虚；外因是风寒湿邪侵袭肩部、经脉拘急、外伤及慢性劳损。

　　艾灸对内外因所致的肩周炎有疗效，可选择肩髎穴、肩贞穴和曲池穴。

肩髎穴

　　定位：在三角肌区，肩峰角与肱骨大结节两骨间的凹陷中。

　　快速取穴：臂外展，肩部会出现两个凹陷，肩峰后下方的凹陷处即是。

　　艾灸方法：用艾条温和灸肩髎穴，每次灸10~15分钟，每天1次。两侧穴位交替进行。

肩贞穴

　　定位：在肩关节后下方，臂内收时，腋后纹头上1寸。

　　快速取穴：臂下垂内收，肩部后下方腋后纹头向上1横指，按压有明显酸痛处即是。

艾灸方法：用艾条温和灸肩贞穴，每次灸 10~15 分钟，每天 1 次。

曲池穴

定位：位于肘横纹外侧端，屈肘成直角，当肘横纹终点与肱骨外上髁连线中点。

艾灸方法：用艾炷隔姜灸曲池穴，每次 15~20 分钟（或 3~5 壮），每日 1 次。

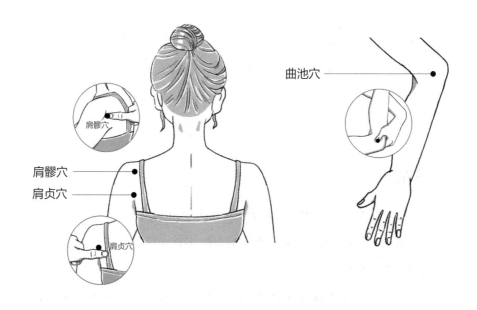

温／馨／提／示

肿痛明显的早期，宜适当限制肩关节活动；肿痛消减的后期，应主动进行功能锻炼并配合药物治疗。若肩胛疼，可加天宗穴（快速取穴：以对侧手由颈下过肩，手伸向肩胛骨处，中指指腹下即为此穴）；若上臂疼，可加臂臑穴（快速取穴：屈肘紧握掌，使上臂出现隆起，其下端偏内侧，按压有酸胀感即是）。

腰痛

肾俞穴、承筋穴、委中穴

　　腰痛是指腰部感受外邪，或因劳伤，或因肾虚而引起气血运行失调，脉络拘急，腰府失养所致的以腰部一侧或两侧疼痛为主症的一类病症。艾灸可温补肾阳、驱除寒湿之邪、舒筋活络，故对腰痛有一定的缓解作用。

　　腰痛艾灸穴位可选肾俞穴、承筋穴、委中穴。

肾俞穴

　　定位：在脊柱区，第 2 腰椎棘突下，后正中线旁开 1.5 寸。

　　快速取穴：肚脐水平线与脊柱相交椎体处（第 2 腰椎）下缘，后正中线旁开 2 横指处。

　　艾灸方法：用艾条灸肾俞穴，每次灸 20 分钟，每周 3 次。腰痛症状较重的，可每周灸 5 次。

承筋穴

　　定位：在小腿后区，腘横纹下 5 寸，腓肠肌两肌腹之间。

　　快速取穴：小腿用力，后面肌肉明显隆起，其中央按压有酸胀感处。

　　艾灸方法：艾炷灸 5~7 壮，艾条灸 10~15 分钟，隔日 1 次。阴雨天疼痛加重的患者艾灸承筋穴，可缓解腰痛及下肢痉挛、麻痹等症状。

委中穴

定位：在腘横纹中点，当股二头肌腱与半腱肌肌腱的中间。

快速取穴：俯卧，小腿后膝弯腘横纹中点，按压有强烈酸麻感处即是。

艾灸方法：用艾条旋提灸，每次 15~20 分钟，隔日 1 次。

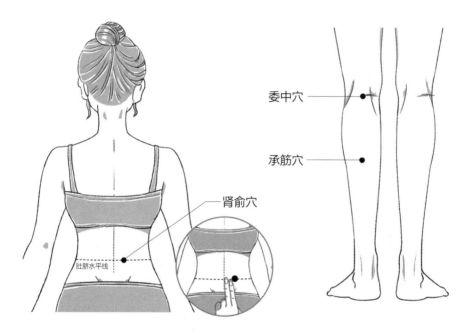

肾俞穴

肚脐水平线

委中穴

承筋穴

增效疗法

　　急性腰痛者按摩腰痛点能快速缓解症状。腰痛点在手背，第 2、3 掌骨间及第 4、5 掌骨间，腕背侧远端横纹与掌指关节的中点处，一手 2 穴。点按力度以能忍耐为限，持续点按 2~3 分钟。左侧腰痛按右手腰痛点，右侧腰痛按左手腰痛点。

风湿性关节炎

曲池穴、足三里穴、肾俞穴

　　风湿性关节炎以人体感受风寒湿邪后所引起的肌肉、关节疼痛为主要表现。中医认为风湿性关节炎多由身体虚弱，营卫不固，外感风寒湿邪，入肌肉、关节、筋脉，致气血闭阻，流通不畅而发。风湿性关节炎患者遇寒冷或天气变化则病情加重。艾灸可温经通络、散寒止痛、活血化瘀，对风湿性关节炎有辅助治疗作用。

曲池穴

　　定位：位于肘横纹外侧端，屈肘呈直角，当肘横纹终点与肱骨外上髁连线中点。

　　艾灸方法：用艾炷隔姜灸曲池穴，每次 15~20 分钟（或 3~5 壮），每日 1 次。

足三里穴

　　定位：正坐屈膝，在小腿外侧，外膝眼（犊鼻）直下 3 寸，距胫骨前缘 1 横指处。

　　快速取穴：坐姿，同侧手张开虎口放于髌骨上外缘，其余 4 指向下，中指指尖所指处即为足三里穴，按压有酸胀感。

艾灸方法：用艾条回旋灸足三里穴，每次灸 10~15 分钟，每日 1 次。

| 肾俞穴

定位：在脊柱区，第 2 腰椎棘突下，后正中线旁开 1.5 寸。

快速取穴：肚脐水平线与脊柱相交椎体处（第 2 腰椎）下缘，后正中线旁开 2 横指处。

艾灸方法：可用艾条温和灸，每次灸 20 分钟，每周 3 次。

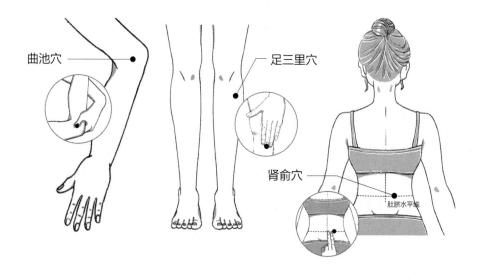

曲池穴　　　足三里穴　　　肾俞穴　　　肚脐水平线

温／馨／提／示

风湿性关节炎患者平时应防止受寒、淋雨和受潮，关节处要注意保暖，不穿湿衣、湿鞋、湿袜等。风湿活动期间要卧床休息，避免体力劳动，吃富含维生素、低脂、易消化的食物。风湿活动控制后继续卧床 3~4 周，再进行康复锻炼。

风寒感冒

列缺穴、风门穴、风池穴

风寒感冒是感受风寒外邪所致，主要症状为头痛、四肢酸楚、鼻塞流清涕、咽痒咳嗽、咳稀痰、恶寒发热（或不热）、无汗。治疗应当以疏风解表为主。可艾灸以下特效穴位：列缺穴、风门穴、风池穴。

列缺穴

定位：在前臂，腕掌侧远端横纹上 1.5 寸，肱桡肌与拇长展肌腱之间。

快速取穴：自己左右两手虎口交叉，一手食指压在另一手的桡骨茎突上，食指尖到达之处即为列缺穴。

艾灸方法：艾条温和灸列缺穴 5~10 分钟，每天 1 次。

风门穴

定位：在脊柱区，第 2 胸椎棘突下，后正中线旁开 1.5 寸。

快速取穴：低头，项背交界最高处椎体（第 7 颈椎）向下推 2 个椎体（第 2 胸椎），其下缘旁开 2 横指宽处（食指、中指并拢）即为风门穴。

艾灸方法：可同时灸两侧风门穴，每次 15 分钟，每天 1 次。

风池穴

定位：在颈后区，枕骨之下，胸锁乳突肌与斜方肌上端之间凹陷处。

快速取穴：正坐，后头骨下两条大筋外缘陷窝中，与耳垂平齐处。

艾灸方法：用艾条回旋灸风池穴 5~10 分钟，每天 1 次。注意：艾灸时防止烧着头发。

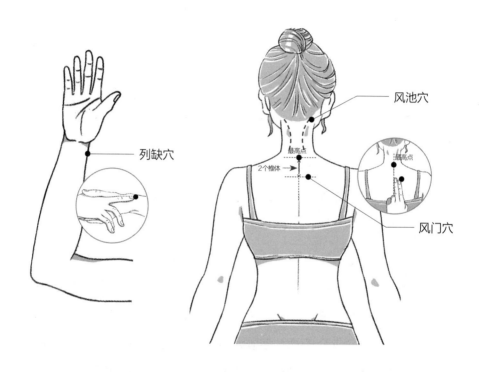

列缺穴

风池穴

最高点

2个椎体

最高点

风门穴

温／馨／提／示

治疗风寒感冒时艾灸时间越早越好。风寒感冒初起，若能及时施灸，则片刻阳气蒸腾、卫气运转，寒气立即消散，病即愈。病程中施灸，也能快速解除恶寒、鼻塞等症状。但若是感冒时间久了，出现喉咙干痛、鼻流黄脓涕等症状，就不要灸了。

鼻炎

迎香穴、印堂穴、肺俞穴

鼻炎症状和感冒类似，主要表现为鼻塞、鼻痒、流鼻涕、喉部不适等。中医认为鼻炎多因脏腑功能失调，外加感受风寒，邪气侵袭鼻窍而致。鼻炎往往缠绵难愈，一方面要缓解症状，另一方面要注意温补肺气，从而达到扶正祛邪的目的，从根本上进行调理。

鼻炎艾灸可选迎香穴、印堂穴，能缓解鼻塞、鼻痒、流鼻涕等症状，灸肺俞穴能温补肺气。

迎香穴

定位：在面部，鼻翼外缘中点旁，当鼻唇沟中。

艾灸方法：用艾条灸两侧迎香穴各 5 分钟左右，以感觉到热而能忍受为度。感觉大热时，移到鼻梁，来回几次。鼻塞时这样灸一会儿，很快就能通气。最好是坐着艾灸，小心烫伤。

印堂穴

定位：在面部，两眉头连线中点。

艾灸方法：在灸迎香穴时，如果鼻部感觉大热，可将艾条移动到印堂穴，停留一会儿。

肺俞穴

定位：在背部，第3胸椎棘突下旁开1.5寸。

快速取穴：低头，项背交界最高处椎体（第7颈椎）向下推3个椎体（第3胸椎），其下缘旁开2横指宽处（食指和中指）。

艾灸方法：艾条悬，每侧约灸15分钟。用双眼艾灸盒两侧同时灸更好。

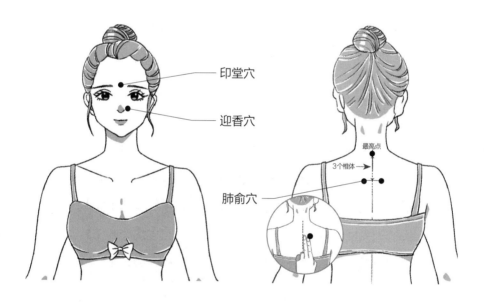

印堂穴

迎香穴

最高点

3个椎体

肺俞穴

增效疗法

　　取糯米50克，洗后与生姜6克同煮，粥将熟时放入葱白6根，最后加入米醋10毫升，稍煮即可食。配合艾灸，可缓解鼻炎鼻塞症状。

慢性支气管炎

大椎穴、定喘穴、肺俞穴、厥阴俞穴、心俞穴

慢性支气管炎，属于中医"咳嗽""痰饮""喘证"等范畴，与肺、脾、肾三脏功能失常有关。此病易反复发作、迁延不愈。艾灸通过调理脾肺肾功能，从而达到减少病情复发或加重的目的。

穴位定位

大椎穴：在脊柱区，第 7 颈椎棘突下凹陷中，后正中线上。

定喘穴：在脊柱区，横平第 7 颈椎棘突下，后正中线旁开 0.5 寸。

肺俞穴：在脊柱区，第 3 胸椎棘突下，后正中线旁开 1.5 寸。

厥阴俞穴：在脊柱区，第 4 胸椎棘突下，后正中线旁开 1.5 寸。

心俞穴：在脊柱区，第 5 胸椎棘突下，后正中线旁开 1.5 寸。

快速取穴

大椎穴：正坐低头，项背交界最高处即为第 7 颈椎棘突，其下凹陷处即为大椎穴。若棘突突起不太明显，可活动颈部，不动的骨节为第 1 胸椎，约与肩平齐，其上凹陷处为大椎穴。

定喘穴：大椎穴分别向两侧旁开半横指处即定喘穴。

肺俞穴：由项背交界最高处椎体（第 7 颈椎）向下推 3 个椎体（第 3 胸椎），其下缘旁开 2 横指宽处（食指、中指并拢）。

厥阴俞穴：第 4 胸椎棘突下旁开 2 横指宽处。

心俞穴：第 5 胸椎棘突下旁开 2 横指宽处。

艾灸方法

自上至下，每个穴位艾炷隔姜灸 3~7 壮，至局部发热。隔天 1 次，5 次为 1 疗程。可使用艾灸盒，每次多个穴位可同时施灸。

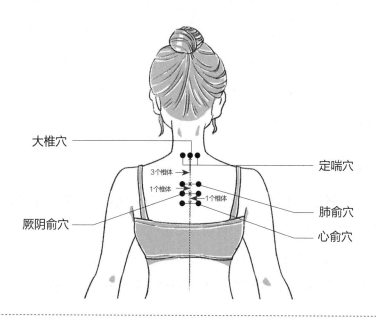

大椎穴
定喘穴
3 个椎体
1 个椎体
1 个椎体
厥阴俞穴
肺俞穴
心俞穴

温／馨／提／示　吸烟是引起慢性支气管炎的重要原因，因此患者一定要戒烟。同时加强身体锻炼，以增强体质，预防感冒，减少发病；天气灰尘较多时，尽量不要外出，同时注意防风保暖。慢性支气管炎急性发作时按急性支气管炎治疗，不可延误。

头痛

阿是穴、合谷穴、天柱穴

头痛的原因有很多，常见于高血压、颅内肿瘤、神经机能性头痛、急性感染、中毒等，对于继发性头痛患者，应及时去医院诊断和治疗引起头痛的原发性疾病。中医学认为，风袭经络、气血不足等是导致头痛的主要原因，艾灸相关穴位可以达到缓解疼痛的目的。

头痛艾灸常用穴位有阿是穴、合谷穴、天柱穴。

阿是穴

定位：阿是穴不是一个特定的穴位，根据感觉到的某部疼痛范围进行定位，疼痛处即是阿是穴（以痛为腧）。

快速取穴：阿是穴又称压痛点，多位于病变附近。按压阿是穴时，有酸、麻、胀、痛、重等感觉，或在疼痛的部位出现条形、扁平形、圆形、椭圆形、条索状物等反应物。

艾灸方法：找到头部的阿是穴，用艾条回旋灸 5~10 分钟（注意保持距离，以免艾火燃着头发），每日 1 次。

合谷穴

定位：在手背，第 2 掌骨桡侧中点处。

快速取穴：以一手的拇指指间关节横纹放置在另一手拇指、食指之间的指蹼缘上，拇指尖下即为合谷穴。

艾灸方法：艾条温和灸合谷穴 10~20 分钟，每天 1 次。

天柱穴

定位：后发际正中旁开 1.3 寸处，横平第 2 颈椎棘突上际，斜方肌外缘凹陷中。

快速取穴：坐位，触摸颈后部，有两条大筋（斜方肌），在该大筋的外侧缘、后发际缘可触及一凹陷，即为天柱穴。

艾灸方法：艾条温和灸天柱穴 5~10 分钟，每天 1 次。

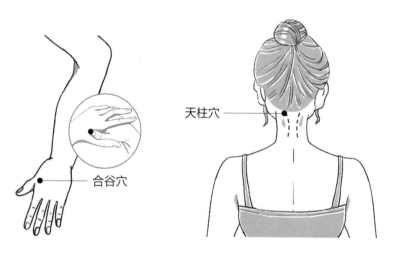

合谷穴

天柱穴

温／馨／提／示

肝阳上亢所致头痛不宜用艾灸，其主要症状为头痛目眩，尤以头的两侧为重，伴有心烦善怒、面赤口苦、舌红苔黄等。

针灸治疗头痛之前，应到医院进行检查，排除实质性病变，并及时治疗原发病。

失眠

神门穴、三阴交穴、涌泉穴

失眠主要表现为难以入睡，睡而易醒，醒后不易再睡，或者时睡时醒，严重的甚或彻夜不睡。长期失眠还会导致记忆力、注意力下降等。导致失眠的因素有很多，心火偏亢、肝郁化火、痰热内扰、胃气失和、阴虚火旺、心脾两虚、心胆气虚等都可以引起失眠。艾灸治疗以安神为主，可选神门穴以补气安神，三阴交穴以健脾益血、调肝补肾，涌泉穴以滋阴潜阳。

神门穴

定位：在腕前区，腕掌侧横纹尺侧端，尺侧腕屈肌腱的桡侧凹陷处。

快速取穴：仰掌，在腕骨后缘，尺侧（小指侧）腕屈肌腱的桡侧，在掌后第 1 横纹上。

艾灸方法：艾条温和灸神门穴 5~15 分钟，每天 1 次，两侧穴位都要灸。施灸时使其局部出现温热感，皮肤红润即可。此处皮肤较薄，艾灸时不可离皮肤太近，否则容易被烫伤。

三阴交穴

定位：在小腿内侧，内踝尖上 3 寸，胫骨内侧缘后际。

节气艾灸祛寒湿

快速取穴：侧坐垂足，手 4 指并拢，小指下边缘紧靠内踝尖上，食指上缘所在的水平线与胫骨后缘的交点处，即为三阴交穴。

艾灸方法：艾条温和灸三阴交穴 5~10 分钟，每天 1 次，两侧穴位都要灸。

涌泉穴

定位：位于足底部，卷足时足前部凹陷处，约当足底第 2、3 趾缝纹头端与足跟连线的前 1/3 与后 2/3 交点处。

快速取穴：卷足，在足底前面凹陷处的前方"人"字纹交叉处。

艾灸方法：将艾灸盒固定在足底，双侧同时艾灸 15 分钟。睡前艾灸，效果更好。

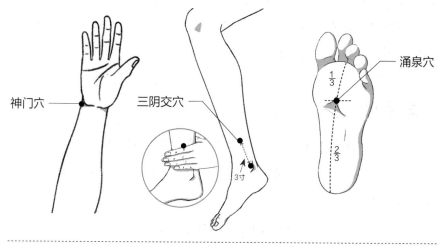

神门穴

三阴交穴

3寸

涌泉穴

$\frac{1}{3}$

$\frac{2}{3}$

温／馨／提／示

这里讲的失眠指的是原发性失眠，如果是其他疾病、使用精神药物或其他药物等因素导致的继发性失眠，需要及时就医治疗。

高血压病

太冲穴、三阴交穴、太溪穴

中医认为，高血压病属"头痛""眩晕"等范畴，认为本病与肾阴不足、肝阳上亢密切相关，多因精神焦虑、忧思郁结、饮食失节相关。其早期临床表现有头痛、脸红、头晕或头胀、耳鸣、心悸、失眠等。高血压病艾灸可选择太冲穴以调理肝肾、平肝潜阳，艾灸太溪穴和三阴交穴可补肝肾之阴，以敛上亢之肝阳。

太冲穴

定位：在足背，第1、第2跖骨结合部之前方凹陷处。

快速取穴：足背，沿第1、2趾间横纹向足背上推，感觉到有一凹陷处，即太冲穴。

艾灸方法：艾条温和灸太冲穴10~20分钟，每天1次。

三阴交穴

定位：在小腿内侧，内踝尖上3寸，胫骨内侧缘后际。

快速取穴：正坐垂足，手4指并拢，小指下边缘紧靠内踝尖上，食指上缘所在的水平线与胫骨后缘的交点处，即为三阴交穴。

艾灸方法：艾条温和灸三阴交穴 5~10 分钟，每天 1 次，两侧穴位都要灸。

太溪穴

定位：在足内侧，内踝尖与跟腱之间的凹陷处。

艾灸方法：用艾条温和灸太溪穴，每次每侧各 10~15 分钟。每天 1 次。下午 17~19 点艾灸效果最好。

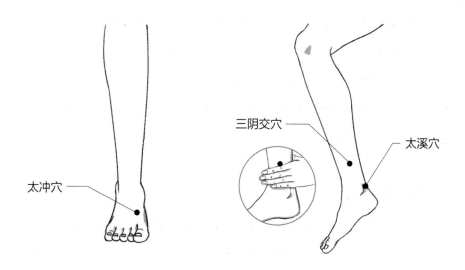

太冲穴

三阴交穴

太溪穴

温／馨／提／示

高血压病属慢性病，艾灸可以起到降血压和调节睡眠、活血化瘀通络、扩血管、改善脑循环等作用，但不能代替药物，原先服用的高血压药物还需要继续服用，并且按时监测血压。

肥胖

梁丘穴、丰隆穴、公孙穴

多数肥胖为单纯性肥胖：一种为体质性肥胖，与遗传有关，自幼肥胖；另一种为获得性肥胖，多为营养过剩，活动减少而致。

单纯性肥胖多是阳气不足、痰湿内停所致，故有"胖人多痰"之说。纠正肥胖最有效的方式是控制饮食和体育锻炼相结合，艾灸可健脾祛湿、化痰消脂，也是重要的辅助方式。

梁丘穴

定位：在股前区，髌底上 2 寸，股外侧肌与股直肌肌腱之间。

快速取穴：屈膝，在大腿前面，髂前上棘与髌底外侧端连线上，髌底上约 3 横指处。

艾灸方法：艾条回旋灸梁丘穴 5~10 分钟，每天 1 次，连灸 15~20 次为 1 疗程。

丰隆穴

定位：在小腿前外侧，外踝尖上 8 寸，胫骨前肌的外缘。

快速取穴：下肢用力蹬直时，膝盖下面外侧凹陷处（犊鼻穴）与外踝尖连线的中点。

艾灸方法：每日用艾条温和灸 15 分钟，可健脾化湿。高脂血症者也可常灸此穴。

┃公孙穴

定位：在跖区，第 1 跖骨底的前下缘赤白肉际处。

艾灸方法：艾条温和灸公孙穴 10~20 分钟，每天 1 次，连灸 15~20 次为 1 疗程。

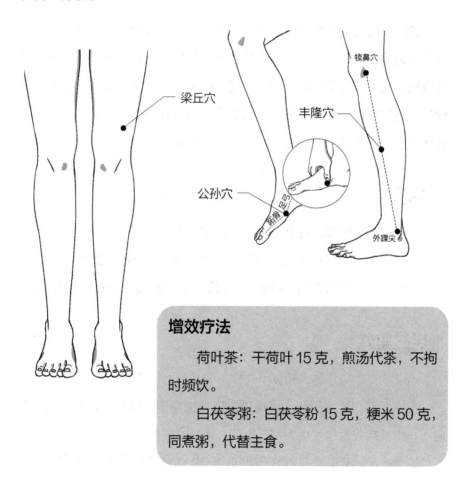

梁丘穴

犊鼻穴

丰隆穴

公孙穴

足弓

跖骨

外踝尖

增效疗法

荷叶茶：干荷叶 15 克，煎汤代茶，不拘时频饮。

白茯苓粥：白茯苓粉 15 克，粳米 50 克，同煮粥，代替主食。

慢性胃肠炎

中脘穴、足三里穴、脾俞穴

慢性胃肠炎是指胃肠黏膜的慢性炎症，中医认为此病多因脾胃虚弱或肝木侮土，或命门火衰，不能腐熟水谷所致。脾胃虚则面色萎黄、神疲肢软、纳差、喜暖畏寒、便溏；肾阳虚（命门火衰）则每日黎明前腹微痛，或腹鸣而不痛，腹部与下肢畏寒。治疗以健脾胃、温肾阳、散寒止痛为主，艾灸可选中脘穴、足三里穴、脾俞穴。

中脘穴

定位：在上腹部，脐中上 4 寸，前正中线上。

快速取穴：仰卧位，上腹部，肚脐（神阙穴）与胸剑联合连线的中点处。

艾灸方法：艾炷隔姜灸中脘穴 3~5 壮，每天灸 1 次，至症状改善为止。

足三里穴

定位：在小腿外侧，犊鼻下 3 寸，犊鼻与解溪连线上。

快速取穴：坐位屈膝，用同侧手张开虎口圈住髌骨上外缘，余 4 指向下，中指指尖所指处即为足三里穴，按压有酸胀感。

艾灸方法：艾条温和灸足三里穴，每次灸 15~20 分钟，每天灸 1 次，可常灸。

脾俞穴

定位：在脊柱区，第 11 胸椎棘突下，后正中线旁开 1.5 寸。

快速取穴：两肩胛下角水平线与脊柱相交所在椎体为第 7 胸椎，向下数 4 个椎体，在其下缘向左右两侧分别量取 2 横指宽（食指、中指）即为脾俞穴。

艾灸方法：艾炷隔姜灸 5~7 壮，慢性腹泻每天 1 次，一般 10 次为 1 个疗程，或直到腹泻停止。

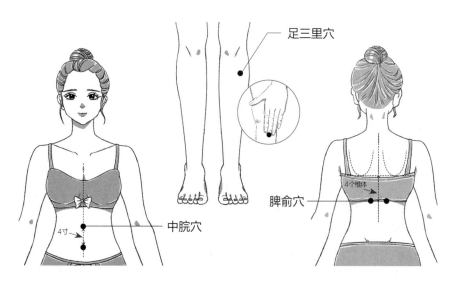

足三里穴

脾俞穴

4 个椎体

中脘穴

4寸

温／馨／提／示

慢性胃肠炎的改善和治疗需要一个长期的过程，应坚持施灸，不要因为症状略有改善即停止。

日常生活中，慢性胃肠炎患者要注意以下几点：①进食时细嚼慢咽；②饮食清淡；③按时进食；④忌抽烟、饮酒；⑤定期复查；⑥规律作息。

血瘀痛经

中极穴、地机穴、三阴交穴

寒凝血瘀是痛经最常见的一种原因。常表现为腹痛拒按，经色紫而夹有血块，下血块后疼痛立刻缓解；腹胀比腹痛更明显，或胀连胸胁，胸闷恶心。艾灸有很好的调经暖宫、祛瘀止痛作用，对此类痛经效果最好。可选用中极穴、地机穴和三阴交穴。

中极穴

定位：在下腹部，脐中下 4 寸，前正中线上。

快速取穴：在下腹部，前正中线上，从肚脐中央向下 2 个 3 横指处即为中极穴。

艾灸方法：艾炷隔姜灸中极穴 3~5 壮，每天 1 次。

地机穴

定位：在小腿内侧，阴陵泉穴下 3 寸，胫骨内侧缘后际。

快速取穴：正坐屈膝，拇指沿小腿内侧骨内缘向上推，至膝关节下，胫骨向内上弯曲凹陷处，为阴陵泉穴。在阴陵泉穴下 4 横指（3 寸）处，即为地机穴。

节气艾灸祛寒湿

艾灸方法：艾条回旋灸地机穴 15~20 分钟，每天 1 次，两侧穴位都要灸。

三阴交穴

定位：在小腿内侧，内踝尖上 3 寸，胫骨内侧缘后际。

快速取穴：正坐垂足，手 4 指并拢，小指下边缘紧靠内踝尖上，食指上缘所在的水平线与胫骨后缘的交点处，即为三阴交穴。

艾灸方法：艾条温和灸三阴交穴 5~10 分钟，每天 1 次，两侧穴位都要灸。

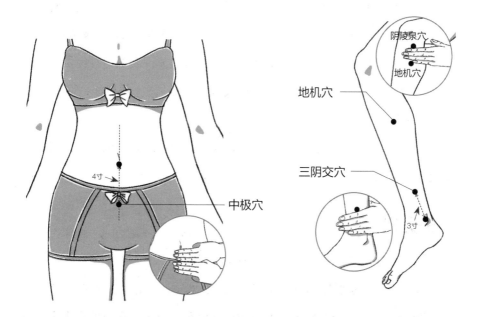

增效疗法

　　取艾叶 9 克、生姜 2 片，加适量水，小火煎煮片刻，去渣取汁，加红糖适量温服。经前及经期每天 2 次，连服 3~5 天。对寒湿凝滞型痛经有预防和缓解作用。

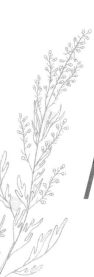

月经不调

关元穴、三阴交穴、涌泉穴

月经不调不单单是生殖系统的问题，还与肝、脾、肾三脏关系密切，表现为月经周期或出血量的异常，并伴随月经时、经期时的腹痛及全身症状。

月经不调有虚实之分，在艾灸之前要分清：虚证表现为月经量少，颜色淡，天数少，伴有全身乏力等；实证表现为月经量多，颜色深，多有血块，经前腹部疼痛，小腹发凉等。

艾灸对于虚证可起到益气养血、补肾调经的作用，可选择关元穴、三阴交穴、涌泉穴进行艾灸。

关元穴

定位：在下腹部，脐下3寸，前正中线上。

快速取穴：从肚脐向下量4指横宽（3寸）处，即为关元穴。

艾灸方法：艾条回旋灸关元穴10~15分钟，每天1次。此穴上下有气海穴和中极穴，也都是温经散寒的要穴，因此，艾灸时也可适当扩大范围。

三阴交穴

定位：在小腿内侧，内踝尖上3寸，胫骨内侧缘后际。

快速取穴：正坐垂足，手4指并拢，小指下边缘紧靠内踝尖上，食指

节气艾灸祛寒湿

上缘所在的水平线与胫骨后缘的交点处，即为三阴交穴。

艾灸方法：艾条温和灸三阴交穴5~10分钟，每天1次，两侧穴位都要灸。

涌泉穴

定位：位于足底部，卷足时足前部凹陷处，约当足底第2、3趾缝纹头端与足跟连线的前1/3与后2/3交点处。

快速取穴：卷足，在足底前面凹陷处的前方"人"字纹交叉处。

艾灸方法：将艾灸盒固定在足底，双侧同时艾灸15分钟。睡前艾灸效果更好。

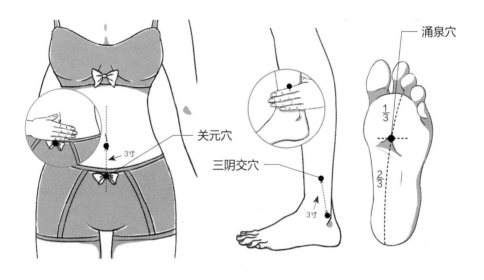

无论月经是否正常，女性都应当节制生冷瓜果、冰凉饮料，注意均衡营养，规律休息，适量运动，保持心情愉快。

无论是服用药物还是艾灸辅助治疗，调经都需要较长时间，须坚持。

更年期综合征

肾俞穴、三阴交穴、神门穴

　　更年期综合征是指女性在绝经前后由于性激素含量的减少导致的一系列精神及身体表现，常表现为焦虑、抑郁、睡眠障碍、潮热、心悸、头晕等。这主要是肾气渐衰，冲任亏虚，阴阳失衡，脏腑气血失调所致。艾灸能补肾气、调冲任、疏肝健脾，从而缓解上述症候。

肾俞穴

　　定位：在脊柱区，第 2 腰椎棘突下，后正中线旁开 1.5 寸。

　　快速取穴：肚脐水平线与脊柱相交椎体处（第 2 腰椎）下缘，后正中线旁开 2 横指处。

　　艾灸方法：艾炷隔姜灸肾俞穴 3~5 壮，每天灸 1 次，至症状改善为止。

三阴交穴

　　定位：在小腿内侧，内踝尖上 3 寸，胫骨内侧缘后际。

　　快速取穴：正坐垂足，手 4 指并拢，小指下边缘紧靠内踝尖上，食指上缘所在的水平线与胫骨后缘的交点处，即为三阴交穴。

　　艾灸方法：艾条温和灸三阴交穴 10 分钟，每天 1 次，两侧穴位都要灸。

神门穴

定位： 在腕前区，腕掌侧横纹尺侧端，尺侧腕屈肌腱的桡侧凹陷处。

快速取穴： 仰掌，在腕骨后缘，尺侧（小指侧）腕屈肌腱的桡侧，在掌后第 1 横纹上。

艾灸方法： 艾条温和灸神门穴 5~15 分钟，每天 1 次，两侧穴位都要灸。施灸时使其局部出现温热感，皮肤红润即可。此处皮肤较薄，艾灸时不要离皮肤太近，否则容易被烫伤。

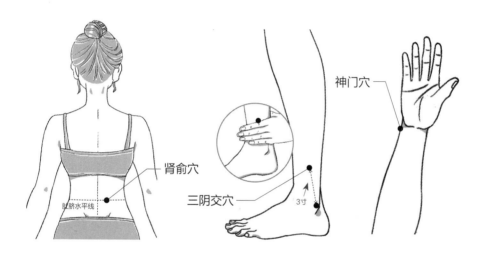

肾俞穴

肚脐水平线

三阴交穴

3寸

神门穴

增效疗法

烦躁易怒者加太冲穴（第 191 页）；精神疲乏者加关元穴（第 36 页）；心悸失眠者加内关穴（第 18 页）；头晕耳鸣者加风池穴（第 25 页）、听会穴（快速取穴：耳屏下缘前方，张口有凹陷处即是）；五心烦热者加太溪穴（第 95 页）；汗出者加合谷穴（第 186 页）、复溜穴（快速取穴：在小腿内侧，内踝尖上 3 横指，跟腱的前缘）。